高等职业教育"十三五"规划教材

出入境检验检疫实务

主　编　李　敏

副主编　吴　薇　孙　伟

参　编　王　颖　李素玉　李　磊

北京理工大学出版社
BEIJING INSTITUTE OF TECHNOLOGY PRESS

图书在版编目（CIP）数据

出入境检验检疫实务/李敏主编. —北京：北京理工大学出版社，2016.1

ISBN 978 - 7 - 5682 - 1869 - 6

Ⅰ. ①出…　Ⅱ. ①李…　Ⅲ. ①国境检疫 - 卫生检疫 - 中国 - 高等学校 - 教材

Ⅳ. ①R185.3

中国版本图书馆 CIP 数据核字（2016）第 022042 号

出版发行／北京理工大学出版社有限责任公司

社　　　址／北京市海淀区中关村南大街 5 号

邮　　　编／100081

电　　　话／（010）68914775（总编室）

　　　　　　（010）82562903（教材售后服务热线）

　　　　　　（010）68948351（其他图书服务热线）

网　　　址／http：//www.bitpress.com.cn

经　　　销／全国各地新华书店

印　　　刷／三河市天利华印刷装订有限公司

开　　　本／787 毫米 × 1092 毫米　1/16

印　　　张／15　　　　　　　　　　　　　　　　　　责任编辑／张慧峰

字　　　数／346 千字　　　　　　　　　　　　　　　文案编辑／张慧峰

版　　　次／2016 年 1 月第 1 版　2016 年 1 月第 1 次印刷　　责任校对／周瑞红

定　　　价／32.00 元　　　　　　　　　　　　　　　责任印制／马振武

前　言

本教材主要是报关与国际货运专业、国际经济与贸易专业使用，编写内容根据报检岗位工作要求，遵循职业教育的技能型人才培养标准，在"工学结合"的基础上，打破常规，侧重报检技能培训和综合实训。

本教材分为"基础报检""报检业务流程""报检基本技能""综合实训"，"报检英语"等五个部分，各部分内容既自成体系，又相互关联；"基础报检"部分主要是结合报检岗位业务要求，对基本知识进行解析；"报检业务流程"部分侧重企业实际工作任务要求，让学生学会不同货物报检的要求和工作程序；"报检基本技能"部分集中训练报检单及随附单证的填制、法检目录的查询；"综合实训"部分综合上面三部分内容，通过典型案例进行系统综合实训练习；"报检英语"部分主要是对报检专用的基础词汇及短语进行归纳。

本教材的主要特色是重视报检工作的专业性和实践性，联合出入境检验检疫业务专家、外贸企业一线经理共同编写，在工学结合的基础上，以实际工作流程作为编写主线，教材中大量案例、图片、单证来源于实际工作，将职业教育贯穿始终，为学生踏入工作岗位打下良好的基础。

出入境检验检疫的很多要求会随着国际贸易发展而更新，而每年国家质检总局会总结上一年度出入境的实际情况，对当年的检验检疫程序和监管提出新的要求、作出新的规定。该行业的时效性很强，因此教材的编写，需要密切联系检验检疫部门及外贸企业，深化校企合作的形式，保持知识的前沿性和正确性。

本教材在编写中注重考虑学生的接受能力，加强内容的实用性和趣味性。出入境检验检疫实务本身国家政策性规定的内容比较多，在基础知识篇中，选取典型的引导案例方便学生对内容的理解。部分补充性内容以小资料的方式穿插到相应的知识点和章节中。

本教材由李敏主编，负责全书的编写和统稿，我们的教学团队以往的科研成果以及编写教材、讲义的经验和教训都为编写好本教材提供了宝贵的素材。

书中不足之处，恳请各位读者及专家批评指正。

编　者

目　录

第一部分　基础报检 ……………………………………………………… 1

第一章　出入境检验检疫基础知识 …………………………………… 3

第一节　出入境检验检疫的概念及发展 …………………………… 3

一、出入境检验检疫的发展 ………………………………… 3

二、检验检疫的意义 ………………………………………… 5

第二节　出入境检验检疫法律法规体系 …………………………… 5

一、检验检疫法律 …………………………………………… 5

二、检验检疫行政法规 ……………………………………… 6

三、检验检疫规章及规范性文件 …………………………… 6

第三节　报检主体 …………………………………………………… 6

一、报检的概念、范围及分类 ……………………………… 6

二、报检企业和报检员 ……………………………………… 8

第四节　电子申报 …………………………………………………… 10

一、电子申报 ………………………………………………… 10

二、电子放行 ………………………………………………… 13

三、电子签证 ………………………………………………… 16

第二章　出入境货物报检 ……………………………………………… 18

第一节　出境货物报检的一般规定 ………………………………… 18

一、出境货物报检的分类 …………………………………… 18

二、出境货物报检的时间和地点 …………………………… 19

三、出境货物报检时应提交的单据 ………………………… 19

第二节　出境货物报检的特殊规定 ………………………………… 19

一、出境动植物及动植物产品 ……………………………… 19

二、竹木草制品 ……………………………………………… 22

三、出境食品 ………………………………………………… 23

四、出境化妆品 ……………………………………………… 23

五、玩具 ……………………………………………………… 24

六、人类食品和动物饲料添加剂及原料产品 ……………… 25

　　七、危险货物 ……………………………………………………………… 25

　　八、木质包装 ……………………………………………………………… 27

　　九、小型气体包装容器 …………………………………………………… 28

　　十、出口装运前检验的规定及要求 ……………………………………… 28

　　十一、市场采购货物 ……………………………………………………… 33

　　十二、对外承包工程及援外物资 ………………………………………… 34

　　十三、非贸易性物品 ……………………………………………………… 36

　第三节　入境货物报检的一般规定 ………………………………………… 36

　　一、入境货物报检的分类 ………………………………………………… 37

　　二、入境货物报检的时间和地点 ………………………………………… 37

　　三、入境货物报检时应提交的单据 ……………………………………… 38

　第四节　入境货物报检的特殊规定 ………………………………………… 39

　　一、入境动植物及动植物产品 …………………………………………… 39

　　二、食品 …………………………………………………………………… 40

　　三、乳品 …………………………………………………………………… 42

　　四、入境化妆品 …………………………………………………………… 43

　　五、玩具 …………………………………………………………………… 43

　　六、机电产品 ……………………………………………………………… 44

　　七、汽车 …………………………………………………………………… 45

　　八、涂料 …………………………………………………………………… 46

　　九、石材 …………………………………………………………………… 47

　　十、危险化学品 …………………………………………………………… 47

　　十一、可用作原料的固体废物 …………………………………………… 48

　　十二、展览物品 …………………………………………………………… 49

　　十三、来自疫区的货物 …………………………………………………… 50

第三章　监督管理规定 ……………………………………………………… 56

　第一节　进出口商品免验 …………………………………………………… 56

　　一、企业申请的条件 ……………………………………………………… 56

　　二、进出口商品的适用范围 ……………………………………………… 57

　　三、免验证书申请 ………………………………………………………… 57

　　四、监督管理 ……………………………………………………………… 58

　第二节　出口商品质量许可 ………………………………………………… 59

　　一、出口质量许可证的申请 ……………………………………………… 60

　　二、申请时应提供的资料 ………………………………………………… 60

　　三、申请程序 ……………………………………………………………… 61

四、监督管理 ·· 61

第三节 强制性产品认证 ·· 61

一、主管机构 ·· 62

二、强制性产品认证范围 ·· 62

三、强制性产品认证及监督管理 ··································· 63

四、强制性产品认证标志 ·· 66

第四节 进境动物隔离检疫监督管理 ······················· 67

一、适用范围 ·· 67

二、主管部门 ·· 67

三、隔离场检疫期 ··· 68

四、隔离场申请程序 ·· 68

五、有效期及监督管理 ··· 69

第五节 进境动植物检疫审批 ·································· 70

一、审批范围 ·· 70

二、主管机构 ·· 70

三、检验审批种类 ··· 70

四、申请程序 ·· 72

五、有效期及监督管理 ··· 75

第六节 出入境检验检疫标志 ·································· 77

一、主管部门 ·· 78

二、标志的制定 ·· 78

三、标志的使用 ·· 78

四、监督管理 ·· 78

第七节 出口工业产品企业分类管理 ······················· 79

一、适用范围 ·· 79

二、主管部门 ·· 79

三、企业分类标准 ··· 79

四、企业类别 ·· 80

五、产品风险等级 ··· 80

六、检验监管 ·· 80

七、各类企业的监管方式 ·· 81

八、降级管理 ·· 81

第八节 进出口商品查封、扣押 ······························ 82

一、适用范围 ·· 82

二、主管部门 ·· 82

三、基本规定 ································· 83

第四章　出入境运输工具及人员报检 ······· 84

第一节　出入境运输工具报检 ············· 84

一、出入境船舶报检 ····················· 84

二、出入境航空器报检 ··················· 88

三、出入境列车的报检 ··················· 89

四、出入境汽车及其他车辆的报检 ······· 90

第二节　出入境集装箱检验检疫的报检 ····· 91

一、入境集装箱 ························· 91

二、出境集装箱 ························· 92

三、出入境集装箱的卫生除害处理 ······· 92

第三节　出入境人员报检 ················· 93

一、目的 ····························· 93

二、对象 ····························· 93

三、报检方法 ························· 93

第二部分　报检业务流程 ············· 95

第五章　检验检疫通关放行的一般规定 ····· 97

第一节　报检一般工作程序 ··············· 97

一、出境货物检验检疫的工作流程 ········· 97

二、入境货物报检工作流程 ············· 99

第二节　直通放行与绿色通道报检程序 ····· 101

一、直通放行的条件 ··················· 101

二、进口直通放行 ····················· 101

三、出口直通放行 ····················· 103

四、直通放行监督管理 ················· 104

五、检验检疫绿色通道制度 ············· 104

第六章　出入境报检的具体流程设计 ······· 108

第一节　出境货物报检工作流程 ··········· 108

一、出境货物报检流程设计 ············· 108

二、典型货物出境报检流程设计 ········· 110

第二节　入境货物报检工作流程 ··········· 113

一、入境货物报检流程设计 ············· 113

二、典型货物入境报检流程设计 ········· 115

第三部分 报检基本技能 ……………………………………………………………… 119

第七章 报检单填制 …………………………………………………………………… 121

第一节 入境报检单填制 ………………………………………………………… 121

一、报检单填制基础知识 …………………………………………………… 122

二、《入境货物报检单》填制要求 ………………………………………… 123

第二节 出境报检单与包装检验申请单填制 ………………………………… 126

一、《出境货物报检单》填制要求 ………………………………………… 126

二、《出入境货物包装检验申请单》填制要求 …………………………… 129

第八章 出入境货物报检随附单证 ………………………………………………… 131

第一节 入境货物报检随附单证 ………………………………………………… 131

一、入境货物报检一般单据 ………………………………………………… 131

二、入境货物报检特殊单据 ………………………………………………… 131

第二节 出境货物报检随附单证 ………………………………………………… 137

一、出境货物报检一般单据 ………………………………………………… 137

二、出境货物报检特殊单据 ………………………………………………… 137

第三节 出入境货物报检单缮制实训 …………………………………………… 143

一、出境货物报检单缮制 …………………………………………………… 143

二、入境货物报检单缮制 …………………………………………………… 145

第九章 《法检目录》应用与查询 ………………………………………………… 146

第一节 《法检目录》的结构 …………………………………………………… 146

一、法检目录的定义 ………………………………………………………… 146

二、《法检目录》的基本结构 ……………………………………………… 147

三、《法检目录》的动态调整机制 ………………………………………… 147

四、《法检目录》的归类 …………………………………………………… 149

第二节 《法检目录》的查阅 …………………………………………………… 150

一、商品名称与编码协调制度的基本结构 ………………………………… 150

二、商品名称与编码协调制度的归类总规则 ……………………………… 153

第四部分 综合实训 ………………………………………………………………… 161

第十章 综合案例分析一 …………………………………………………………… 163

第十一章 综合案例分析二 ………………………………………………………… 167

第十二章 综合案例分析三 ………………………………………………………… 170

第十三章 综合案例分析四 ………………………………………………………… 173

第十四章 综合案例分析五 ………………………………………………………… 179

第五部分　报检英语 …………………………………………………… 183

第十五章　报检常用英语词汇 …………………………………… 185

第一节　外贸英语词汇 …………………………………………… 185

一、合同词汇 …………………………………………………… 185

二、运输词汇 …………………………………………………… 186

三、包装词汇 …………………………………………………… 189

第二节　检疫及单证词汇 ………………………………………… 190

一、检验检疫词汇 ……………………………………………… 190

二、单证词汇 …………………………………………………… 191

三、世界主要港口词汇 ………………………………………… 193

四、组织机构缩写 ……………………………………………… 195

第十六章　报检常用短语和句子 ………………………………… 197

第一节　报检常用外贸短句 ……………………………………… 197

一、外贸合同常用短句 ………………………………………… 197

二、常用商务短句 ……………………………………………… 199

第二节　检验检疫常用短句 ……………………………………… 200

一、报检常用口语 ……………………………………………… 200

二、海关商检英语 ……………………………………………… 202

附录一 …………………………………………………………… 204

2012 年度报检员资格全国统一考试真题及答案（A 卷） ………… 204

附录二 …………………………………………………………… 215

2013 年度报检员资格全国统一考试真题及答案（A 卷） ………… 215

第一部分　基础报检

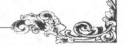

第一章 出入境检验检疫基础知识

【知识目标】

熟悉出入境检验检疫的职责及作用；

熟悉出入境检验检疫的相关法律法规；

掌握出入境检验检疫主体的基本规定；

掌握电子报检的基本内容。

【能力目标】

能够掌握出入境检验检疫的规定，选择正确的报检主体完成报检工作。

【引例】

我国宁波 A 公司出口一批玩具，按照有关规定办理了电子转单。于装运前期突然接到通知，买方派出的接运货物的船舶于海上搁浅，不能按时到达，买方因为急需这批货物遂与卖方协商将这批货物改用其他船只承载。试问在这种情况下 A 公司能否将电子转单的相关信息进行更改？

第一节 出入境检验检疫的概念及发展

出入境检验检疫是指检验检疫机构依据检验检疫法律、行政法规以及国际惯例等要求，对出入境货物、交通运输工具、人员等进行检验检疫、认证及签发官方检验检疫证明等监督管理工作。

一、出入境检验检疫的发展

（一）萌芽

从原始社会末期开始，自发的原始检验检疫行为已经开始萌芽。随着贸易发展的需要和社会分工的细化，逐渐出现了为贸易双方开展数量和质量评品的职业。

（二）产生和发展

我国历朝历代对于传染病的检疫和防治均有相关法规，并规定了相应的措施。

隋唐时期，朝廷在边境地区设立"交市监"，管理对外贸易，在交市监下设有专门为买卖双方牵线说合以及检验、鉴定货物数量和质量的牙人——互市郎。我国的牙人最早出现在东汉，从隋代开始出现由牙人组成的半官方组织——牙行。

唐代，我国在广州设立"市舶使"一职，管理海外贸易。

宋代，中央政府设立榷易院，主管全国的对外贸易。

元代在市舶司内设舶牙人，海外船舶到岸后必须首先由舶牙人对船舶和货物进行检验和鉴定，发放"公验"后方可开展贸易。

明代市舶司成为专管"朝贡贸易"的机构，在市舶司内设立牙行。

清代，市舶司征收关税和打击走私的职责开始由海关担任，另一部分贸易管理职能则由新兴的牙行组织——十三行代为行使。

（三）近代以来检验检疫制度的发展

1. 国外公证检验机构的进入

1864年，英国劳合氏公司代理人在上海成立仁记洋行，这是我国第一个办理商检业务的机构。

2. 近代卫生检疫制度的传入

19世纪后半叶，外国殖民者在我国设立卫检机构，对外来船舶实施检疫，对我国输出劳工进行健康检查。

1873年，为防止东南亚霍乱传入，帝国主义在上海、厦门设立卫生检疫机构。

3. 首部专业商品检验法的颁布

1932年年底，国民政府立法院通过并颁布实施了《实业部商品检验法》。这是由我国中央政府颁布实施的首部专业商品检验法，也是我国完全按照当时通行的国际贸易规则制定的商品检验法规。

4. 中国共产党领导下的首个检验检疫机构

1947年年底，在苏联专家的帮助下，东北人民政府贸易部先后在满洲里和绥芬河设立中苏联合化验室。中苏联合化验室是中国共产党领导下的第一个检验检疫机构。

5. 新中国检验检疫法律体系

新中国成立以来，检验检疫的法律体系结构逐渐趋于完善，形成了完整、严密、独立的法律体系，为检验检疫管理、执法工作的开展发挥了重要作用。

此外，检验检疫组织机构的设置更加科学合理。国家质量监督检验检疫总局（简称质检总局）是国务院主管全国质量、计量、出入境商品检验、出入境卫生检疫、出入境动植物检疫、进出口食品安全和认证认可、标准化等工作，并行使行政执法职能的直属机构。质检总局垂直管理出入境检验检疫机构，领导全国质量技术监督管理工作。

国家质检总局经历了两次重大的演变。

1998年4月，原国家进出口商品检验局、农业部动植物检疫局、卫生部卫生检疫局合并成为中华人民共和国国家出入境检验检疫局，统称"三检合一"。

2001 年 4 月，原国家出入境检验检疫局和国家质量技术监督局合并，组建成为国家质量监督检验检疫总局。

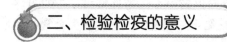

二、检验检疫的意义

（一）检验检疫是对外贸易顺利发展的有利保证

加强进出口检验检疫工作、规范进出口贸易主体的行为，可以有效地维护社会公共利益以及贸易有关各方的合法权益，进而促进对外经济贸易的顺利发展。

（二）检验检疫有利于保护生产安全、人体健康以及生态环境

《中华人民共和国进出境动植物检疫法》制定的目的是防止动物传染病、寄生虫病和植物危险性病、虫、杂草以及其他有害生物传入、传出国境，保护农、林、牧、渔业生产安全和人体健康，促进对外经济贸易的发展。保护农、林、牧、渔业的生产安全以及我国人民的健康是检验检疫机构担负的重要使命。

（三）检验检疫是国家主权以及国家行使管理职能的体现

出入境检验检疫机构根据相关法律法规的授权，代表国家行使检验检疫的行政执法职能，负责出入境卫生检疫、动植物检疫和进出口商品检验、鉴定、认证和监督管理等各项工作，正是国家主权以及国家行使管理职能的体现。

第二节　出入境检验检疫法律法规体系

一、检验检疫法律

（一）《中华人民共和国进出口商品检验法》

1989 年 2 月 21 日第七届全国人民代表大会常务委员会第六次会议通过，1989 年 8 月 1 日起施行。根据 2002 年 4 月 28 日第九届全国人民代表大会常务委员会第二十七次会议《关于修改〈中华人民共和国进出口商品检验法〉的决定》修正。

（二）《中华人民共和国进出境动植物检疫法》

1991 年 10 月 30 日第七届全国人民代表大会常务委员会第二十二次会议通过，1992 年 4 月 1 日起施行。

（三）《中华人民共和国国境卫生检疫法》

1986 年 12 月 2 日第六届全国人民代表大会常务委员会第十八次会议通过，根据 2007 年 12 月 29 日第十届全国人民代表大会常务委员会第三十一次会议《关于修改〈中华人民共和国国境卫生检疫法〉的决定》修正，2007 年 12 月 29 日公布，自公布之日起施行。

（四）《中华人民共和国食品安全法》

2009 年 2 月 28 日第十一届全国人民代表大会常务委员会第七次会议通过，2009 年 2 月 28 公布，2009 年 6 月 1 日起施行。2015 年 4 月 24 日第十二届全国人民代表大会常务委员会第十四次会议修订，于 2015 年 10 月 1 日起正式施行。

二、检验检疫行政法规

（一）《进出口商品检验法实施条例》

2005 年 8 月 10 日通过，2005 年 12 月 1 日施行。

（二）《进出境动植物检疫法实施条例》

1996 年 12 月 2 日发布，1997 年 1 月 1 日施行。

（三）《国境卫生检疫法实施细则》

1989 年 2 月 10 日批准，1989 年 3 月 6 日发布，2010 年 4 月 19 日修改，2010 年 4 月 24 日施行。

（四）《食品安全法实施条例》

2009 年 7 月 8 日通过，7 月 20 日公布施行。

三、检验检疫规章及规范性文件

检验检疫规章主要是由质检总局单独或会同其他国务院部门制定的。质检总局制定的规范性法律文件应当由质检总局以公告形式对外发布，但不得对行政管理相对人设定行政处罚。

直属检验检疫局在限定范围内制定的关于本辖区某一方面行政管理关系的涉及行政管理相对人权利义务的规范，应当以公告形式对外发布。

第三节　报检主体

一、报检的概念、范围及分类

（一）报检的概念

报检是指有关当事人根据法律、行政法规的规定，对外贸易合同的约定或证明履约的需要，向检验机构申请检验、检疫、鉴定以获准出入境或取得销售使用的合法凭证及某种公证证明所必须履行的法定程序和手续。

（二）报检的范围

法律、行政法规规定必须由检验检疫机构实施检验检疫的报检范围。根据《中华人民共和国进出口商品检验法》及其实施条例、《中华人民共和国进出境动植物检疫法》及其实施条例、《中华人民共和国国境卫生检疫法》及其实施细则、《中华人民共和国食品卫生法》等有关法律、行政法规的规定，以下对象在出入境时必须向检验检疫机构报检，由检验检疫机构实施检验检疫或鉴定工作。

（1）法律、行政法规规定必须由出入境检验检疫机构实施检验检疫的。

①列入《出入境检验检疫机构实施检验检疫的进出境商品目录》内的货物；

②入境废物、进口旧机电产品；

③出口危险货物包装容器的性能检验和使用鉴定；

④进出境集装箱；

⑤进境、出境、过境的动植物、动植物产品及其他检疫物；

⑥装载动植物、动植物产品和其他检疫物的装载容器、包装物、铺垫材料，进境动植物性包装物、铺垫材料；

⑦来自动植物疫区的运输工具，装载进境、出境、过境的动植物、动植物产品及其他检疫物的运输工具；

⑧进境拆解的废旧船舶；

⑨出入境人员、交通工具、运输设备以及可能传播检疫传染病的行李、货物和邮包等物品；

⑩旅客携带物（包括微生物、人体组织、生物制品、血液及其制品、骸骨、骨灰、废旧物品和可能传播传染病的物品以及动植物、动植物产品和其他检疫物）和携带伴侣动物；

⑪国际邮寄物（包括动植物、动植物产品和其他检疫物、微生物、人体组织、生物制品、血液及其制品以及其他需要实施检疫的国际邮寄物）；

⑫其他法律、行政法规规定须经检验检疫机构实施检验检疫的其他应检对象。

（2）输入国家或地区规定必须凭检验检疫机构出具的证书方准入境的。

某些国家通过发布法令或政府规定要求，对部分来自我国的入境货物须凭检验检疫机构签发的证书方可入境。

如一些国家和地区规定，对来自我国的动植物、动植物产品和食品，凭我国检验检疫机构签发的动植物检疫证书以及有关证书方可入境；又如一些国家或地区规定，从我国输入货物的木质包装，装运前要进行热处理、熏蒸或防腐等除害处理，并由我国检验检疫机构出具《熏蒸/消毒证书》，货到时凭《熏蒸/消毒证书》验放货物。

因此，凡出口货物输入国家和地区有此类要求的，报检人须报经检验检疫机构实施检验检疫或进行除害处理，并取得相关证书。

（3）有关国际条约规定须经检验检疫的。

随着加入世界贸易组织和其他区域性经济组织，我国已成为某些国际条约、公约和协定的成员国。此外，我国还与世界几十个国家缔结了有关商品检验或动植物检疫的双边协定、协议，认真履行国际条约、公约、协定或协议中的检验检疫条款是我们的义务。因此，凡国际条约、公约或协定规定须经我国检验检疫机构实施检验检疫的出入境货物，报检人须向检验检疫机构报检，由检验检疫机构实施检验检疫。

（4）对外贸易合同约定须凭检验检疫机构签发的证书进行交接、结算的。

对外贸易合同是买卖双方通过协商，确定双方权利和义务的书面协议。该合同一经签署即发生法律效力，双方都必须履行合同规定的义务。然而在国际贸易中，买卖双方相距甚远，难以做到当面点交货物，也不能亲自到现场查看履约情况。为了保证对外贸易的顺利进行，保障买卖双方的合法权益，通常需要委托第三方对货物进行检验检疫或鉴定并出具检验检疫鉴定证书，以证明卖方已经履行合同，买卖双方凭证书进行交接、结算。此外，对某些以成分计价的商品，由第三方出具检验证书是计算货款的直接依据。

因此，凡对外贸易合同、协议中规定以我国检验检疫机构签发的检验检疫证书为交接、结算依据的进出境货物，报检人须向检验检疫机构报检，由检验检疫机构按照合同、协议的要求实施检验检疫或鉴定并签发检验检疫证书。

（5）申请签发一般原产地证明书、普惠制原产地证明书等原产地证明书的。

二、报检企业和报检员

报检企业是发生报检行为的主体，报检工作是由报检企业的报检员完成的。报检企业分为两类：包括自理报检企业和代理报检企业。根据检验检疫相关法律的规定，依法办理出入境货物、人员、运输工具及动植产品等与其相关的报检、申报手续。国家质量监督检验检疫总局主管全国报检企业的管理工作。国家质检总局设在各地的出入境检验检疫部门（以下简称检验检疫部门）负责所辖区域报检企业的日常监督管理工作。

（一）自理报检企业、代理报检企业和报检员的概念

自理报检企业，是指向检验检疫部门办理本企业报检业务的进出口货物收发货人。

代理报检企业，是指接受进出口货物收发货人（委托，为委托人向检验检疫部门办理报检业务的境内企业。

报检人员，是指负责向检验检疫部门办理所在企业报检业务的人员。

报检企业对其报检人员的报检行为承担相应的法律责任。

（二）备案管理

报检企业办理报检业务应当向检验检疫部门备案，备案时应当提供以下材料：

（1）《报检企业备案表》；

（2）营业执照复印件；

（3）组织机构代码证书复印件；

（4）《报检人员备案表》及报检人员的身份证复印件；

（5）企业的公章印模；

（6）使用报检专用章的，应当提交报检专用章印模；

（7）出入境快件运营企业应当提交国际快递业务经营许可证复印件。

以上材料应当加盖企业公章，提交复印件的应当同时交验原件。材料齐全、符合要求的，检验检疫部门应当为报检企业办理备案手续，核发报检企业及报检人员备案号。报检员在备案前一般须经当地检验检疫机构进行培训和水平认定。报检企业应在报检前向检验检疫部门办理备案。已经办理备案手续的报检企业，再次报检时可以免予提交上述材料。

已备案报检企业向检验检疫部门办理报检业务，应当由该企业在检验检疫部门备案的报检人员办理。报检人员办理报检业务时应当提供备案号及报检人员身份证明。

（三）业务范围

报检企业可以向检验检疫部门办理下列报检业务：

（1）办理报检手续；

（2）缴纳出入境检验检疫费；

（3）联系和配合检验检疫部门实施检验检疫；

（4）领取检验检疫证单。

报检企业应当在中华人民共和国境内口岸或者检验检疫监管业务集中的地点向检验检疫部门办理本企业的报检业务。自理报检企业可以委托代理报检企业，代为办理报检业务。代理报检企业办理报检业务时，应当向检验检疫部门提交委托人授权的代理报检委托书，委托书应当列明货物信息、具体委托事项、委托期限等内容，并加盖委托人的公章。代理报检企业应当在委托人授权范围内从事报检业务，并对委托人所提供材料的真实性进行合理审查。

代理报检企业代缴出入境检验检疫费的，应当将出入境检验检疫收费情况如实告知委托人，不得假借检验检疫部门名义向委托人收取费用。

（四）监督管理

报检企业办理报检业务应当遵守国家有关法律、行政法规和检验检疫规章的规定，承担相应的法律责任。

报检企业办理备案手续时，应当对所提交的材料以及所填报信息内容的真实性负责且承担法律责任。检验检疫部门对报检企业的报检业务进行监督检查，报检企业应当积极配合，如实提供有关情况和材料。

代理报检企业应当在每年3月底前提交上一年度的《代理报检业务报告》，主要内容包括企业基本信息、遵守检验检疫法律法规情况、报检业务管理制度建设情况、报检人员管理情况、报检档案管理情况、报检业务情况及分析、报检差错及原因分析、自我评估等。

检验检疫部门对报检企业实施信用管理和分类管理，对报检人员实施报检差错记分管理。报检人员的差错记分情况列入报检企业的信用记录。检验检疫部门可以公布报检企业的信用等级、分类管理类别和报检差错记录情况。

《报检企业备案表》《报检人员备案表》中载明的备案事项发生变更的，企业应当自变更之日起 30 日内持变更证明文件等相关材料向备案的检验检疫部门办理变更手续。

报检企业可以向备案的检验检疫部门申请注销报检企业或者报检人员备案信息。报检企业注销备案信息的，报检企业的报检人员备案信息一并注销。因未及时办理备案变更、注销而产生的法律责任由报检企业承担。

检验检疫部门按照"出入境检验检疫企业信用信息采集条目"对报检人员的报检差错进行计分。

出入境快件运营企业代理委托人办理出入境快件报检业务的，免予提交报检委托书。检验检疫部门参照代理报检企业进行管理。

机关单位、事业单位、社会团体等非企业单位按照国家有关规定需要从事非贸易性进出口活动的，凭有效证明文件可以直接办理报检手续。

（五）法律责任

代理报检企业违反规定扰乱报检秩序，有下列行为之一的，由检验检疫部门按照《中华人民共和国进出口商品检验法实施条例》的规定进行处罚：

（1）假借检验检疫部门名义向委托人收取费用的；

（2）拒绝配合检验检疫部门实施检验检疫，拒不接受检验检疫部门监督管理，或者威胁、贿赂检验检疫工作人员的；

（3）其他扰乱报检秩序的行为。

（4）报检企业有其他违反出入境检验检疫法律法规规定行为的，检验检疫部门按照相关法律法规规定追究其法律责。

第四节　电子申报

一、电子申报

电子申报包括对法定检验检疫对象的电子报检和出口货物原产地的申报。本节主要介绍电子报检。

电子报检是指报检人使用电子报检软件通过检验检疫电子业务服务平台将报检数据以电子方式传输给检验检疫机构，经 CIQ 2000 业务管理系统和检务人员处理后，将受理报检信息反馈给报检人，实现远程办理出入境检验检疫报检的行为。

国家质量监督检验检疫总局统一管理全国的电子报检工作；国家质检总局设在各地的出入境检验检疫机构负责所辖地区电子报检的管理工作。电子报检实行自愿原则，检验检疫机构应根据实际情况，积极开展电子报检工作。

（一）电子报检的申请

1. 申请电子报检的报检人应具备的条件

（1）遵守报检的有关管理规定；

（2）已在检验检疫机构办理报检人登记备案或注册登记手续；

（3）具有经检验检疫机构培训并考核合格的报检员；

（4）具备开展电子报检的软硬件条件；

（5）在国家质检总局指定的机构办理电子业务开户手续。

2. 申请开展电子报检时应提供的资料

（1）在检验检疫机构取得的报检人登记备案或注册登记证明复印件；

（2）《电子报检登记申请表》；

（3）《电子业务开户登记表》。

检验检疫机构应及时对申请开展电子报检业务的报检人进行审查。经审查合格的报检人可以开展电子报检业务。实行电子报检的报检人的名称、法定代表人、经营范围、经营地址等变更时，应及时向当地检验检疫机构办理变更登记手续。

（二）电子报检

1. 电子报检软件

电子报检人应使用经国家质检总局评测合格并认可的电子报检软件进行电子报检，不得使用未经国家质检总局测试认可的软件进行电子报检。

2. 电子数据发送

电子报检人须在规定的报检时限内将相关出入境货物的报检数据发送至报检地检验检疫机构。电子报检人应确保电子报检信息真实、准确，不得发送无效报检信息。报检人发送的电子报检信息应与提供的报检单及随附单据有关内容保持一致。

对于合同或信用证中涉及检验检疫特殊条款和特殊要求的，电子报检人须在电子报检申请中同时提出。

3. 电子报检数据接收及审核

对报检数据的审核采取"先机审，后人审"的程序进行。首先由 CIQ 2000 业务管理系统对报检人提交的电子报检数据进行自动审核，通过后，交由检务人员审核。

4. 信息反馈

对经审核符合报检要求的，检验检疫机构受理报检，并将报检号、施检部门信息及所需随附单据的种类等信息反馈给电子报检人。

对经审核不符合报检要求的，检验检疫机构应将不受理报检信息和不受理报检的原因及修改要求等信息同时反馈给电子报检人。电子报检人可按照检验检疫机构的有关要求对报检数据进行修改后，再次报检。

5. 联系检验检疫

电子报检人接收受理报检信息后，应主动与检验检疫机构联系检验检疫事宜。

6. 提交单据

出境货物受理电子报检后，报检人应按受理报检信息的要求，在检验检疫机构施检时，提交报检单和随附单据。检验检疫机构施检部门负责按有关规定审核电子报检人所提交的报检单和随附单据，对不符合要求的，要求其予以修改或更换。

入境货物受理电子报检后，报检人应按受理报检信息的要求，在领取《入境货物通关单》时，提交报检单和随附单据。检验检疫机构检务部门负责按有关规定审核电子报检人所提交的报检单和随附单据，对不符合要求的，要求其予以修改或更换。

7. 撤销报检

电子报检人对已发送的报检申请需更改或撤销报检时，应发送更改或撤销报检申请。检验检疫机构按有关规定办理。

8. 随附单据复审

检验检疫机构施检部门完成检验检疫工作后，应将随附单据和检验检疫结果及时交检务部门。检务部门应对随附单据进行复审，对不符合要求的，应要求报检人修改或更换。

电子报检流程如图1-1所示。

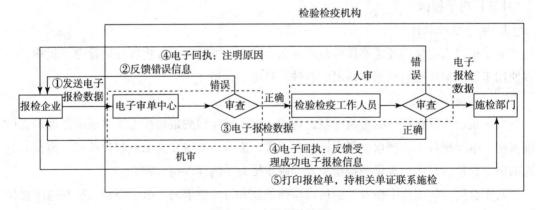

图1-1　电子报检流程

（三）监督管理

对电子报检人的监督管理按下列规定办理：

（1）自理报检人以及负责报检、验货、取单等主要环节的代理报检人可按规定采用电子报检方式。

（2）只负责向检验检疫机构送交报检单及随附单据的代理报检人暂采取准电子报检方

式，条件成熟后转为电子报检方式。

准电子报检方式是指报检人将报检电子数据发送至检验检疫机构后，还需提交报检单及随附单据，由检务人员审核报检单及随附单据与有关电子数据是否一致，审核通过后，方可完成报检手续的方式。

（3）对于连续 5 次发生报检信息不准确，造成报检信息错误的，自动降为准电子报检方式报检，需提交报检单及随附单据，经检务人员审核通过后，方可完成报检手续。若连续 10 次保持数据准确，顺利通过检务人员审核，则自动转为电子报检方式。

检验检疫机构对电子报检人实施年度核查制度。电子报检人应于每年 3 月 31 日前向检验检疫机构提交上一年度的年度审核报告书，报告其上一年度的电子报检情况。

二、电子放行

（一）电子通关

1. 通关单联网核查

通关单联网核查的基本流程是：出入境检验检疫机构根据相关法律法规的规定对法检商品签发通关单，实时将通关单电子数据传输至海关，海关凭此验放法检商品，办结海关手续后将通关单使用情况反馈给质检总局。

2. 通关单与报关单内容一致

企业在报检、报关时，必须如实申报，并保证通关单与报关单相关申报内容一致，具体要求如下：

（1）报关单的经营单位与通关单的收/发货人一致；

（2）报关单的起运国与通关单的输出国家或地区一致；报关单的运抵国与通关单的输往国家或地区一致；

（3）报关单上法检商品的项数和次序与通关单上货物的项数和次序一致；

（4）报关单上法检商品与通关单上对应商品的 HS 编码一致；

（5）报关单上每项法检商品的法定第一数量不允许超过通关单上对应商品的数量/重量；

（6）报关单上法检商品的第一计量单位与通关单上的货物数量/重量计量单位相一致；

（7）出口货物报关单上的申报日期必须在出境货物通关单的有效期内。

3. 企业申领通关单的有关要求

（1）每份通关单只能有效报关使用一次，企业应确保已申领通关单项下的进出口货物可一次性报关进出口。

如通关单签发后需要分成多票报关单报关的，企业应向出入境检验检疫机构申请拆分通关单。

（2）每份通关单所列的货物项数不能超过 20 项（含 20 项）。

（3）企业报检时提供的"报关地海关"应为报关地海关隶属的直属海关。特殊情况下，可为指定的报关地海关。

（4）临时注册企业应向出入境检验检疫机构提供海关制发的临时注册编码。

4. 通关单数据查询

企业取得通关单后，进出口货物的经营单位或报检企业可通过中国电子检验检疫业务网查询通关单状态信息，状态信息分为"已发送电子口岸""电子口岸已收到""海关已入库""海关已核注""海关已核销""海关未能正常核销""通关单已过期"。

5. 企业报关单录入有关要求

（1）申报法检商品必须录入通关单编号，并且一票报关单只允许填报一个通关单编号。

（2）涉及加工贸易手册、电子账册、减免税证明的进出口货物，企业选择海关备案数据填制报关单，报关单上法检商品的项号应与通关单项号一致。

（3）报关单涉及法检商品与非法检商品的，必须先录入法检商品，后录入非法检商品。

（二）通关单无纸化

通关作业无纸化改革试点工作自 2012 年 8 月 1 日启动。

通关作业无纸化是指海关以企业分类管理和风险分析为基础，按照风险等级对进出口货物实施分类，运用信息化技术改变海关验核进出口企业递交纸质报关单及随附单证办理通关手续的做法，直接对企业通过中国电子口岸录入申报的报关单及随附单证的电子数据进行无纸审核、验放处理的通关作业方式。

企业经报关所在地直属海关同意，在与报关所在地直属海关、第三方认证机构（中国电子口岸数据中心）签订电子数据应用协议后，可在该海关范围内适用通关作业无纸化方式。选择无纸作业方式的企业在货物申报时，应在电子口岸录入端选择"通关无纸化"方式。对于经海关批准且选择"通关作业无纸化"方式申报的经营单位管理类别为 AA 类企业或 A 类生产型企业的，申报时可不向海关发送随附单证电子数据，通关过程中根据海关要求及时提供，海关放行之日起 10 日内由企业向海关提交，经海关批准符合企业存单（单证暂存）条件的可由企业保管。

（三）电子转单

电子转单是指，通过网络将出境货物经产地检验检疫机构检验检疫合格后的相关电子信息传输到出境口岸检验检疫机构，入境货物经入境口岸检验检疫机构签发《入境货物通关单》后的相关电子信息传输到目的地检验检疫机构实施检验检疫的监管模式。

国家质检总局建立电子转单中心，由信息中心负责维护及管理。电子转单中心是对全系统电子转单信息进行分类、整理、存储、交换、分析、监控等的信息处理中枢。电子转单中心应确保出境电子转单信息及入境电子转单信息安全、及时、准确地接收与发送。电子转单中心应对电子转单信息实行监控与管理，分析整理信息处理情况，并定期反馈给业务主管部门。

1. 适用范围

电子转单适用于经产地检验检疫合格需到出境口岸申请《出境货物通关单》和经入境口岸办理通关手续需到目的地实施检验检疫的货物。

有下列情况之一的暂不适用：

（1）出境货物在产地预检的；

（2）出境货物出境口岸不明确的；

（3）出境货物需到口岸并批的；

（4）出境货物按规定需在口岸检验检疫并出证的；

（5）其他按有关规定不适用电子转单的。

2. 出境电子转单流程

（1）产地检验检疫机构检验检疫合格后，应及时通过网络将相关信息传输到电子转单中心。出境货物电子转单传输内容包括报检信息、签证信息及其他相关信息。

（2）由产地检验检疫机构向出境检验检疫关系人以书面方式提供报检单号、转单号及密码等。

（3）出境检验检疫关系人凭报检单号、转单号及密码等到出境口岸检验检疫机构申请《出境货物通关单》。

（4）出境口岸检验检疫机构应及时接收国家质检总局电子转单中心转发的相关电子信息，并反馈接收情况信息。

（5）出境口岸检验检疫机构应出境检验检疫关系人的申请，提取电子转单信息。签发《出境货物通关单》，并将处理信息反馈给电子转单中心。

按《口岸查验管理规定》需核查货证的，出境检验检疫关系人应配合出境口岸检验检疫机构完成检验检疫工作。

3. 出境电子转单的更改

应出境检验检疫关系人和产地检验检疫机构要求，在不违反有关法律法规及规章的情况下，出境口岸检验检疫机构可以根据下列情况对电子转单有关信息予以更改。

（1）对运输造成包装破损或短装等原因需要减少数重量的；

（2）需要在出境口岸更改运输工具名称、发货日期、集装箱规格及数量等有关内容的；

（3）申报总值需按有关币种换算或变更申报总值幅度不超过10%的；

（4）经口岸检验检疫机构和产地检验检疫机构协商同意更改有关内容的。

产地检验检疫机构错误操作等原因造成电子转单信息错误的，由产地检验检疫机构书面通知出境口岸检验检疫机构对错误信息进行更改。口岸检验检疫机构发现电子转单信息错误时应主动与产地检验检疫机构联系解决。

4. 入境电子转单流程

（1）对经入境口岸办理通关手续，需到目的地实施检验检疫的货物，口岸检验检疫机构应及时通过网络，将相关信息传输到电子转单中心。入境货物电子转单传输内容包括报检信息、签证信息及其他相关信息。

（2）由入境口岸检验检疫机构以书面形式向入境检验检疫关系人提供报检单号、转单号及密码等。

（3）目的地检验检疫机构应按时接收国家质检总局电子转单中心转发的相关电子信息，并反馈接收情况信息。

（4）入境检验检疫关系人应凭报检单号、转单号及密码等，向目的地检验检疫机构申请实施检验检疫。

（5）目的地检验检疫机构根据入境检验检疫关系人的申报信息受理报检，提取电子转单信息，实施检验检疫，并将处理信息反馈给电子转单中心。

（6）目的地检验检疫机构根据电子转单信息，对入境检验检疫关系人未在规定期限内办理报检的，应将有关信息通过国家质检总局电子转单中心反馈给入境口岸检验检疫机构。入境口岸检验检疫机构应按时接收电子转单中心转发的上述信息，并采取相应处理措施。

三、电子签证

（一）电子签证业务

《出入境检验检疫签证管理办法》第4条明确规定"按规定使用计算机业务管理系统签发的电子证单及其签证信息与纸质证单在全国检验检疫系统内等效"。这为进一步推进电子签证提供了制度上的保障。

出入境检验检疫签证流程一般包括受理报检（或申报）、审单、计费、收费、拟制与审签证稿、缮制与审校证单、签发证单、归档。

签证流程由检务部门统一管理。受理报检（或申报）、审单、计费、缮制与审校证单、签发证单、归档一般由检务部门负责和集中办理，收费由财务部门负责，拟制与审签证稿由施检部门负责。

（二）原产地证电子签证

原产地证电子签证是指申领原产地证的企业，通过网络将申报原产地证的有关数据以电子方式发送给检验检疫机构，由检验检疫机构审查，符合要求后办理证书实现电子远程申请办理原产地证。目的是便利出口企业申请原产地证，提高原产地证签证管理水平和签证效率。

1. 原产地证电子签证的申请与考核

申请电子签证的企业（以下简称申请企业）必须具备以下条件：

（1）已在检验检疫机构办理普惠制原产地证明书或一般原产地证明书注册登记手续；

（2）具有经检验检疫机构培训考试合格取得原产地证手签员证并经电子签证培训取得合格证书的人员；

（3）使用全国组织机构统一代码（法人代码）；

（4）在签证工作中无违法行为；

（5）具备开展电子签证业务所必需的硬件设备。

2. 企业申请电子签证时应提供的文件

（1）《企业申请签发原产地证注册登记表》；

（2）《原产地证电子签证申请表》；

（3）由企业法人代表签字的《申请原产地证电子签证保证书》。

检验检疫机构接到企业申请后，应按有关规定对企业进行考核，对符合条件的申请企业，准予办理原产地证电子签证业务。

3. 原产地证电子申报与签证

检验检疫机构办理原产地证电子签证时应统一采用经国家检验检疫局评测合格的"原产地证电子签证管理系统"，利用国家检验检疫局"中国检验检疫电子业务服务平台"进行通信。

申请企业应使用经国家检验检疫局评测合格并认可的"原产地证电子签证系统企业端软件"。国家检验检疫局对原产地证电子签证企业端软件实施测试认可制度，具体要求按有关规定办理。申请企业在领取原产地证时，须向检验检疫机构提交用"原产地证电子签证系统企业端软件"打印出的商业发票并加盖公章。

申请企业将已生成的原产地证及其相关单据通过电子方式发送给检验检疫机构，所发送申报单据和证书的内容应真实、准确，与实际出口完全一致。检验检疫机构接收电子数据后，应按规定进行电子审单，对符合要求的，发出正确回执，予以打印证书，办理签证手续；审核发现有误的，发出不受理回执，并将有错项明细反馈给申请企业。

申请企业在领取原产地证时，在证书上签字并加盖企业中英文印章，所盖印章必须与注册时的印章一致。电子签证工作完毕后，检验检疫机构应及时将纸面证书副本及随附单据整理归档。

检验检疫机构应定期对数据库中统计数据进行审核，并定期上报国家检验检疫局。检验检疫机构要加强对申请电子签证企业的日常监督和管理，发现有违规或欺骗行为的，应立即暂停其电子签证的资格。

申请办理原产地证电子签证的企业应按国家有关收费标准缴纳签证费。

第二章 出入境货物报检

【知识目标】

熟悉出入境货物报检分类及特点；

掌握出境货物检验检疫的特殊规定；

掌握入境货物检验检疫的特殊规定。

【能力目标】

能够针对不同进出口货物的检验检疫要求，完成报检工作。

【引例】

2014年9月至2015年4月，河南A公司从巴西进口4批货物，从青岛口岸入境，目的地为郑州。该4批货物在青岛入境时，A公司委托青岛货运B公司向青岛检验检疫局报检，青岛检验检疫局依法签发4份《入境货物调离单》，办理货物通关入境。A公司应该向何地检验检疫机构申请货物检验？通关后能否直接予以销售？

第一节 出境货物报检的一般规定

一、出境货物报检的分类

法定检验检疫的出境货物报检可分为出境一般报检、出境换证报检、出境货物预检报检。

（一）出境一般报检

出境一般报检是指法定检验检疫出境货物的货主或其代理人，持有关单证向产地检验检疫机构申请检验检疫以取得出境放行证明及其他证单的报检。出境一般报检的货物，检验检疫合格后，在当地海关报关的，即货物产地和报关地一致时，由产地检验检疫机构签发《出境货物通关单》，货主或其代理人持《出境货物通关单》向当地海关报关；在异地海关报关的，即货物产地和报关地不一致时，由产地检验检疫机构签发《出境货物换证凭单》或"换证凭条"，货主或其代理人持《出境货物换证凭单》或"换证凭条"向报关地的检验检疫机构申请换发《出境货物通关单》。

对经检验检疫合格的符合出境直通放行条件的货物，产地检验检疫机构直接签发《出境货物通关单》，货主或其代理人凭《出境货物通关单》直接向报关地海关办理通关手续，无须再凭产地检验检疫机构签发的《出境货物换证凭单》或"换证凭条"到报关地检验检疫机构换发《出境货物通关单》。

（二）出境换证报检

出境换证报检是指法定检验检疫出境货物的货主或其代理人，经产地检验检疫机构检验检疫合格的，持产地检验检疫机构签发的《出境货物换证凭单》或"换证凭条"向报关地检验检疫机构申请换发《出境货物通关单》的报检。对于出境换证报检的货物，报关地检验检疫机构按照国家质检总局规定的抽查比例进行查验。

（三）出境货物预检报检

出境货物预检报检是指货主或其代理人持有关单证向产地检验检疫机构申请，对暂时还不出境的货物预先实施检验检疫的报检。预检报检的货物经检验检疫合格的，检验检疫机构签发表明"预检"字样的《出境货物换证凭单》；待货物正式出境时，货主或其代理人可在检验检疫有效期内持此单向检验检疫机构申请办理换证放行手续。申请预检报检的货物须是经常出境的、非易腐烂变质、非易燃易爆的商品。

二、出境货物报检的时间和地点

法定检验检疫的出境货物，原则上应向产地检验检疫机构报检并由产地检验检疫机构实施检验检疫，国家法律法规另有规定的除外。一般情况下最迟应在出境报关或装运前7天报检。须作熏蒸消毒处理的，应在出境前15天报检。

三、出境货物报检时应提交的单据

出境货物报检时，应填制《出境货物报检单》，并提供合同、发票、装箱单、信用证（以信用证方式结汇时）等必要的凭证以及其他检验检疫机构要求提供的特殊单证。

第二节　出境货物报检的特殊规定

一、出境动植物及动植物产品

为防止动物传染病、寄生虫病和植物危险性病、虫、杂草以及其他有害生物传入、传出国境，保护农、林、牧、渔业生产安全和人体健康，促进对外经济贸易的发展，制定《动植物检疫法》，对出境的动植物、动植物产品实施检疫。

（一）适用范围

1. 活动物、动物产品

（1）活动物：指饲养、野生的活动物，有大、中、小动物，包括各种鸟类动物、水生动物和两栖爬行动物。例如鱼（包括种苗）、虾、蟹、贝、海参、海胆、沙蚕、海豆芽、酸酱贝、蛙、鳖、龟、蛇、蜥蜴、珊瑚类。

（2）动物产品：分为非食用动物产品和食用动物产品。非食用动物产品指来源于动物但非供人类或者动物食用的动物产品，有生皮张、毛类（含羽毛、羽绒）、骨（含牙）、蹄、角（不含鹿茸）、油脂、动物源性饲料、明胶、腺体、组织液、分泌物、蚕产品、蜂产品、水产品等及其制品、含动物成分的有机肥料等。食用的动物产品指肉类及其产品、动物产品及其制品、蛋类及其制品、奶类及其制品等。

2. 植物、植物产品

（1）植物是指栽培植物、野生植物及其种子、种苗及其他繁殖材料等。植物种子、种苗及其他繁殖材料是指可供繁殖的植物全株或者部分，如植株、苗木（含试管苗）、果实、种子、砧木、接穗、插条、芽体、块根、块茎、球茎、鳞茎、花粉、细胞培养材料（含转基因植物材料）等。

（2）植物产品是指来源于植物未经加工或者虽经加工但仍有可能传播病虫害的产品。植物产品包含以下18类：粮谷类（包括粮食加工品）、豆类（包括豆粉）、木材类（包括各种木制品、木包装、垫木等）、饲料类、棉花类、麻类、油籽和油类、烟草类、茶叶和其他饮料原料类、原糖和制糖原料类、水果类、干果类、蔬菜类（包括食用菌）、干菜类、植物性调料类、竹藤柳草类、药材类、其他类。

（二）企业注册或备案管理

（1）国家对出境动物实行生产企业注册制度，所有出境的动物必须来自经检验检疫机构注册的生产加工企业。

（2）检验检疫机构对出口肉类产品的生产企业实施备案管理。出口肉类产品加工所用动物应当来自经检验检疫机构备案的饲养场。

（3）从事出境种苗花卉生产经营企业，应向所在地检验检疫机构申请注册登记。未经注册登记的企业不得从事出境种苗花卉的生产经营业务。

（三）报检

动物及动植物产品的报检时间及地点如下：

（1）需隔离检疫的出境动物，货主或其代理人应在出境前60天向起运地检验检疫机构预报检，隔离前7天正式报检；

（2）出境观赏动物（观赏鱼除外），应在动物出境前30天到出境口岸检验检疫机构报检；

（3）出境野生捕捞水生动物，应在出境前3天向出境口岸检验检疫机构报检；

（4）出境养殖水生动物（包括观赏鱼），应在出境前7天向注册登记养殖场、中转场所在地检验检疫机构报检；

（5）出境动物产品，应在出境前7天向产地检验检疫机构报检；

（6）出境植物及植物产品，应在出境前7天，在规定地点的检验检疫机构报检。出境水果应在包装厂所在地检验检疫机构报检。

对出境的动植物及其产品，按出境报检一般规定要求提供有关贸易单据。特殊情况如下：

（1）出境观赏动物，应提供贸易合同或展出合约、产地检疫证书。

（2）输出非供屠宰用的畜禽，应有农牧部门品种审批单。

（3）输出实验动物，应有中华人民共和国濒危物种进出口管理办公室出具的《允许进出口证明书》。

（4）输出实行检疫监督的动物，须出示生产企业的输出动物检疫许可证。

（5）出境野生捕捞水生动物的，应提供下列单证：

①所在地县级以上渔业主管部门出具的捕捞船舶登记证和捕捞许可证。

②捕捞渔船与出口企业的供货协议。

③检验检疫机构规定的其他单证。

进境国家或者地区对捕捞海域有特定要求的，报检时应当声明捕捞海域。

（6）出境养殖水生动物的，应提供注册登记证（复印件），并交验原件。

（7）纳入《进出口野生动植物种商品目录》管理范围的出境野生动物及其制品，应当提供国家濒危物种进出口管理办公室或其授权的办事处核发的《濒危物种允许出口证明书》或《物种证明》。

（四）出境检疫

出境前需经隔离检疫的动物，在口岸动植物检疫机关指定的隔离场所检疫。

输出动植物、动植物产品和其他检疫物，由口岸动植物检疫机关实施检疫，经检疫合格或者经除害处理合格的，准予出境；海关凭口岸动植物检疫机关签发的检疫证书或者在报关单上加盖的印章验放。检疫不合格又无有效方法进行除害处理的，不准出境。

经检疫合格的动植物、动植物产品和其他检疫物，有下列情形之一的，货主或者其代理人应当重新报检：

（1）更改输入国家或者地区，更改后的输入国家或者地区又有不同检疫要求的；

（2）改换包装或者原未拼装后来拼装的；

（3）超过检疫规定的有效期限的。

二、竹木草制品

> **【小资料】** 输美木质工艺品的检疫要求
>
> 出口木制工艺品生产企业须经出入境检验检疫机构注册登记，由国家质检总局批准后提供美方。
>
> 生产企业须具有符合美方检疫处理效果要求的检疫处理设施，并得到出入境检验检疫机构对其产品检疫处理的批准。
>
> 生产企业自身不具备检疫处理设施的，应委托经出入境检验检疫机构认可的处理企业对其产品进行检疫处理；检疫处理过程应符合美国热处理、窑干或熏蒸处理要求；输美木制工艺品生产企业检疫处理技术人员须经出入境检验检疫机构培训合格，能够按照美方要求进行检疫处理操作。

（一）范围

出境竹木草制品包括竹、木、藤、柳、草、芒等制品。出境竹木草制品生产企业，包括出境竹木草制品的生产、加工、存放企业。

（二）分级分类管理

我国实施出境竹木草制品生产企业注册登记制度。

国家质检总局对出境竹木草制品及其生产加工企业实施分级分类监督管理。检验检疫机构对出境竹木草制品的企业进行评估、考核，将企业分为一类、二类、三类三个企业类别。

根据生产加工工艺及防疫处理技术指标等，竹木草制品分为低、中、高三个风险等级：

（1）低风险竹木草制品：经脱脂、蒸煮、烘烤及其他防虫、防霉等防疫处理的；

（2）中风险竹木草制品：经熏蒸或者防虫、防霉药剂处理等防疫处理的；

（3）高风险竹木草制品：经晾晒等其他一般性防疫处理的。

（三）出境检疫

企业或者其代理人办理出境竹木草制品报检手续时，应当按照检验检疫报检规定提供有关单证。一类、二类企业报检时应当同时提供《出境竹木草制品厂检记录单》。

根据企业的类别和竹木草制品的风险等级，出境竹木草制品的批次抽查比例为：

（1）一类企业的低风险产品，抽查比例5%～10%；

（2）一类企业的中风险产品、二类企业的低风险产品，抽查比例10%～30%；

（3）一类企业的高风险产品、二类企业的中风险产品和三类企业的低风险产品，抽查比例30%～70%；

（4）二类企业的高风险产品、三类企业的中风险和高风险产品，抽查比例70%～100%。

出境竹木草制品经检疫合格的，按照有关规定出具相关单证；经检疫不合格的，经过除害、重新加工等处理合格后方可放行；无有效处理方法的，不准出境。

三、出境食品

（一）基本规定

食品是指各种供人食用或者饮用的成品和原料以及按照传统既是食品又是药品的物品，但是不包括以治疗为目的的物品。

出口食品生产企业和出口食品原料种植、养殖场应当向国家出入境检验检疫部门备案。

国家出入境检验检疫部门应当对进出口食品的进口商、出口商和出口食品生产企业实施信用管理，建立信用记录，并依法向社会公布。对有不良记录的进口商、出口商和出口食品生产企业，应当加强进出口食品的检验检疫。

出口食品生产企业应当保证其出口食品符合进口国（地区）的标准或者合同要求。

（二）报检时应提供的单证

出口食品报检时应提供下列单证：

（1）合同、信用证（以信用证方式结汇时）、发票、装箱单等外贸单证；

（2）生产企业（包括加工厂、冷库、仓库）的《出口食品生产企业备案证明》；

（3）检疫机构出具的《出入境食品包装及材料检验结果单》；

（4）出口预包装食品的，还应提供中文标签样张及外文原标签翻译件等资料。

四、出境化妆品

化妆品是指以涂、擦散布于人体表面任何部位（皮肤、毛发、指甲、口唇等）或口腔黏膜，以达到清洁、护肤、美容和修饰目的的产品。

（一）标签审核

化妆品标签审核，是指对出境化妆品标签中标示的反映化妆品卫生质量状况、功效成分等内容的真实性、准确性进行符合性检验，并根据有关规定对标签格式、版面、文字说明、图形、符号等进行审核。

出境化妆品的经营者或其代理人应在报检前90个工作日向国家检验检疫局指定的检验机构提出标签审核申请。经审核符合要求的化妆品标签，由国家检验检疫局颁发《进出口化妆品标签审核证书》。报检人取得该证书后方可报检。

（二）分级管理

国家检验检疫局对化妆品实施分级监督检验管理制度，定期组织专家组对化妆品进行等级评审，按照品牌、品种将化妆品的监督检验分为放宽级和正常级，并根据日常监督检验结果，动态公布《进出口化妆品分级管理类目表》。

（三）检验

（1）出境化妆品由产地检验检疫机构实施检验，出境口岸检验检疫机构查验放行。

（2）报检人应按《出入境检验检疫报检规定》的要求报检，并提供《进出口化妆品标签审核证书》。

（3）检验检疫机构对出境化妆品实施检验的项目包括：化妆品的标签、数量、重量、规格、包装、标记以及品质、卫生等。检验检疫机构应检验化妆品包装容器是否符合产品的性能及安全卫生要求。

（4）化妆品经检验合格的，由检验检疫机构出具合格单证，并对化妆品监督加贴检验检疫标志。

（5）化妆品经检验不合格的，由检验检疫机构出具不合格单证。其中安全卫生指标不合格的，应在检验检疫机构监督下进行销毁或退货；其他项目不合格的，必须在检验检疫机构监督下进行技术处理，经重新检验合格后，方可出口；不能进行技术处理或者经技术处理后，重新检验仍不合格的不准出口。

五、玩具

（一）注册登记

出口玩具生产企业应当向所在地检验检疫机构申请出口玩具注册登记，方能从事出口玩具的生产和出口。国家质检总局对存在缺陷可能导致儿童伤害的进出口玩具的召回进行监督管理。

（二）出口玩具的检验

（1）出口玩具报检时，报检人应当如实填写出境货物报检单，除按照《出入境检验检疫报检规定》提供相关材料外，还应当提供以下材料：

①《出口玩具注册登记证书》（复印件）；

②该批货物符合输入国家或者地区的标准或者技术法规要求的声明。输入国家或者地区的技术法规和标准无明确规定的，提供该批货物符合我国国家技术规范的强制性要求的声明；

③玩具实验室出具的检测报告；

④国家质检总局规定的其他材料。

（2）出口玩具应当由产地检验检疫机构实施检验。出口玩具经检验合格的，产地检验检疫机构出具换证凭单；在口岸检验检疫机构进行检验的，口岸检验检疫机构直接出具出境货物通关单。出口玩具经检验不合格的，出具不合格通知单。

（3）出口玩具经产地检验检疫机构检验合格后，发货人应当在规定的期限内持换证凭单，向口岸检验检疫机构申请查验。经查验合格的，由口岸检验检疫机构签发货物通关单。货证不符的，不得出口。

（4）出口玩具生产企业应当在出口玩具或者其最小销售包装的明显位置上标注该企业

的出口玩具注册登记证书号。

六、人类食品和动物饲料添加剂及原料产品

列入《出入境检验检疫机构实施检验检疫的进出境商品目录》的124种人类食品和动物饲料添加剂及原料产品，企业须向进出境口岸的出入境检验检疫机构申报。

（一）适用范围

（1）对申报用于人类食品或动物饲料添加剂及原料的产品，报检时须注明用于人类食品加工或用于动物饲料加工，出入境检验检疫机构检验检疫合格后出具相关检验检疫单证，并在单证中注明用途，同时签发《出/入境货物通关单》。

（2）对申报仅用于工业用途，不用于人类食品和动物饲料添加剂及原料的产品，企业须提交贸易合同及非用于人类食品和动物饲料添加剂及原料产品用途的证明，经出入境检验检疫机构查验无误后，对检验检疫类别仅为R或S的，直接签发《出/入境货物通关单》，不再进行检验检疫，不收取检验检疫费；检验检疫类别非R或S的，按规定实施品质检验，收取相应费用。

（二）报检的基本要求

（1）提供《出境货物报检单》；

（2）提供外贸合同或销售确认书或信用证、发票、装箱单等有关外贸单证；

（3）出口饲料应提供《注册登记证》（复印件）、出厂合格证明等单证；

（4）对申报仅用于工业用途，不用于人类食品和动物饲料添加剂及原料的产品，须提交贸易合同及非用于人类食品和动物饲料添加剂及原料产品用途的证明；

（5）对申报用于人类食品或动物饲料添加剂及原料的产品，按报检的一般规定办理报检手续。同时，在报检时须注明用于人类食品加工或用于动物饲料加工。

（三）其他规定

（1）国家对出口饲料及饲料添加剂生产企业全面实施注册登记制度。

（2）出口饲料的包装、装载容器和运输工具应当符合安全卫生要求。标签应当符合进口国家或者地区的有关要求。包装或者标签上应当注明生产企业名称或者注册登记号、产品用途。

（3）企业在出口食品和动物饲料添加剂及原料产品时，外包装上须印明产品用途（用于食品加工或动物饲料加工或仅用于工业用途），所印内容必须与向检验检疫机构申报的内容一致。

七、危险货物

（一）出境烟花爆竹

各地检验检疫机构对出口烟花爆竹的生产企业实施登记管理制度。生产企业登记管理

的条件与程序按《出口烟花爆竹生产企业登记细则》办理。出口烟花爆竹生产企业登记有效期为三年。

出口烟花爆竹的生产企业在申请出口烟花爆竹的检验时，应当向检验检疫机构提交《出口烟花爆竹生产企业声明》。

出口烟花爆竹的生产企业应当按照《联合国危险货物建议书规章范本》和有关法律法规的规定生产、储存出口烟花爆竹。出口烟花爆竹的检验和监督管理工作采取产地检验与口岸查验相结合的原则。出口烟花爆竹的检验有效期为一年。

凡由产地使用集装箱装运至口岸直接出口的烟花爆竹，由产地检验检疫机构负责监装和在集装箱上加施封识，并在"换证凭单"的备注栏上注明集装箱号码和封识序号。口岸检验检疫机构在对其查验时只核查集装箱号码和封识序号。

出口烟花爆竹的检验应当严格执行国家法律法规规定的标准，对进口国以及贸易合同高于我国法律法规规定标准的，按其标准进行检验。检验检疫机构对首次出口或者原材料、配方发生变化的烟花爆竹应当实施烟火药剂安全稳定性能检测。对长期出口的烟花爆竹产品，每年应当进行不少于一次的烟火药剂安全性能检验。

盛装出口烟花爆竹的运输包装，应当标有联合国规定的危险货物包装标记和出口烟花爆竹生产企业的登记代码标记。各地检验检疫机构应当对出口烟花爆竹运输包装进行使用鉴定，并检查其外包装标识的名称、数量、规格、生产企业登记代码等与实际是否一致。经检查上述内容不一致的，不予放行。

凡经检验合格的出口烟花爆竹，由检验检疫机构在其运输包装明显部位加贴验讫标志。

（二）出境打火机、点火枪类商品

打火机、点火枪类商品是涉及运输及消费者人身安全的危险品，美国、加拿大及欧盟国家等已陆续对该类产品强制性地执行国际安全质量标准。为提高我国该类出口商品的质量，促进贸易发展，保障运输及消费者人身安全，我国于2001年6月1日起对一次性袖珍气体打火机（HS编码96131000）、可充气袖珍气体打火机（HS编码96132000）、台式打火机（HS编码96133000）及其他类型打火机（包括点火枪）（HS编码96138000）实施法定检验。

各直属检验检疫局对出口打火机、点火枪类商品的生产企业（以下简称企业）实施登记管理制度。经审查合格的企业，由各直属局颁发《出口打火机、点火枪类商品生产企业登记证》，证书有效期为三年。各直属检验检疫局将已登记的生产企业名称、登记代码等情况报国家局备案。

企业应当按照《联合国危险货物建议书规章范本》和有关法律、法规的规定进行出口打火机、点火枪类商品的生产、包装、储存。

企业在申请出口打火机、点火枪类商品的检验时，应当提供下列材料：

（1）《出口打火机、点火枪类商品生产企业自我声明报告》；

（2）《出口打火机、点火枪类商品生产企业登记证》；

（3）出口打火机、点火枪类商品的型式试验报告；

（4）《出境货物运输包装性能检验结果单》；

（5）《出境危险货物运输包装使用鉴定结果单》。

出口打火机、点火枪类商品的检验和监督管理工作以产地检验与口岸查验相结合为原则，采取形式试验和常规检验相结合的方法。

出口打火机、点火枪类商品检验应当严格依据国家法律法规规定的标准进行检验，对进口国高于我国法律法规规定标准的，按进口国标准进行检验。对于我国与进口国政府间有危险品检验备忘录或检验协议的，同时要符合备忘录或检验协议的有关要求。

出口打火机、点火枪类商品检验结果有效期为六个月。

出口打火机、点火枪类商品上应铸有检验检测机构颁发的登记代码，其外包装上须印有登记代码和批次，在外包装的明显部位上要贴有检验检验机构的验讫标志，否则不予放行。

八、木质包装

为防止林木有害生物随货物使用的木质包装在国家间传播蔓延，2002 年 3 月，国际植物保护公约组织（IPPC）公布了国际植物检疫措施标准第 15 号《国际贸易中的木质包装材料管理准则》，要求货物使用的木质包装应在出境前进行除害处理，并加施 IPPC 确定的专用标识。国家质检总局会同海关总署、商务部、国家林业局联合发布了 2005 年第 4 号公告，并制定了《出境货物木质包装检疫处理管理办法》（质检总局令第 69 号），于 2005 年 3 月 1 日起实施。

（一）适用范围

木质包装是指用于承载、包装、铺垫、支撑、加固货物的木质材料，如木板箱、木条箱、木托盘、木框、木桶、木轴、木楔、垫木、枕木、衬木等。以下除外：经人工合成或经加热、加压等深度加工的包装用木质材料，如胶合板、刨花板、纤维板等；薄板旋切芯、锯屑、木丝、刨花等以及厚度等于或者小于 6 mm 的木质材料。

（二）其他规定

出境货物使用的木质包装，应按规定的检疫除害处理方法进行处理，并加施专用标识。

出入境检验检疫机构对出境货物使用的木质包装实施抽查检疫，不符合规定的，不准出境。

使用加施标识木质包装的出口企业，在货物出口报检时，应向检验检疫机构出示《出境货物木质包装除害处理合格凭证》，供现场检验检疫人员查验放行和核销。

检验检疫机构对木质包装标识加施企业的热处理或者熏蒸处理设施、人员及相关质量管理体系等进行考核，符合要求的，颁发除害处理标识加施资格证书，证书有效期为三年；未取得资格证书的，不得擅自加施除害处理标识。

九、小型气体包装容器

为了适应外贸发展和安全运输的需要，根据《中华人民共和国进出口商品检验法》和《国际海运危险货物规则》有关规定，检验检疫机构决定对海运出口危险货物小型气体容器包装实施检验和管理。

（一）适用范围

海运出口危险货物小型气体容器是指：

（1）充灌有易燃气体的打火机、点火器、气体充灌容器；

（2）容量不超过 1 000 cm^3，工作压力大于 0.1 MPa（100 kPa）的气体喷雾器及其他充灌有气体的容器。

（二）其他规定及要求

各地商检局对本地区出口危险货物小型气体容器生产厂实行注册登记制度，并按国家商检局《出口商品质量许可证管理办法》进行考核。经考核合格并获得出口商品质量许可证，或取得出口商品质量体系（ISO 9000）合格证书的生产厂方准予从事出口危险货物小型气体容器的生产。各地商检局应将获得这种证书的工厂报国家商检局备案。

已取得出口商品质量许可的出口危险货物小型气体容器生产单位对其产品及包装件厂检合格后，向商检机构提出海运出口危险货物小型气体容器包装检验申请，并须提供小型气体容器产品标准、性能试验报告和包装件厂检合格单。

各地商检局依照海运出口危险货物小型气体容器包装检验规程和《国际海运危险货物规则》对海运出口危险货物小型气体容器包装进行性能试验和使用鉴定。经检验鉴定合格的签发《出境货物运输包装性能检验结果单》。

十、出口装运前检验的规定及要求

根据规定，我国出口到塞拉利昂、埃塞俄比亚、埃及、伊朗、也门和苏丹的货物实施装运前检验

（一）塞拉利昂

为了促进中国和塞拉利昂两国之间贸易的顺利发展，根据《中华人民共和国国家质量监督检验检疫总局与塞拉利昂共和国贸易工业和国有企业部合作协议》及其实施方案，国家质检总局决定对中华人民共和国出口塞拉利昂共和国的商品实施装运前检验。

1. 检验范围

中国对塞拉利昂出口商品装运前检验的范围是中国对塞拉利昂出口每批次价值在 2 000 美元以上的贸易性质商品。

2. 检验内容和产品标准

装运前检验工作包括商品检验、价值评估和监视装载三项内容。

商品检验活动是对出口商品品名、质量、数量、安全、卫生和环保等项目的检验；价值评估是对该批货物在进出口贸易中公平合理价值的确定，目的是为塞拉利昂海关征收进口关税提供依据；监视装载或装箱是对出口货物装载过程的监督，以保证出口货物批次的相符性。上述三项内容是装运前检验工作的普遍要求，每批货物对应的具体检验项目及产品标准应根据塞拉利昂的法律和贸易合同（信用证）的规定确定。

3. 检验方法标准

检验方法标准依次选择使用相应的国际标准、我国的国家标准或我国出入境检验检疫行业标准。

4. 检验程序

买卖双方签订出口合同后，出口商应到当地检验检疫局报检，根据《出口商品报检管理规定》提交报检相应的文件和商业单证。当地检验检疫局受理报检后，按照 CIQ 2000 和检验检疫系统对出口商品检验管理的相关规章进行管理，根据合同或信用证列明的品名和数量做好检验人员、技术和信息准备工作。出口货物备妥后，出口商及时通知当地检验检疫局的检验人员实施检验。完成检验后，检验检疫局在 5 个工作日内签发检验证书交出口人。

如果装运前检验商品属于《出入境检验检疫机构实施检验检疫的进出境商品目录》范围内的商品，检验检疫机构应根据检验检疫系统的检验管理规定将出口法定检验和装运前检验工作结合进行。

5. 检验证书

对塞拉利昂出口商品装运前检验工作结束后，检验检疫机构要单独出具专门的装运前检验证书，检验证书文本为中英文合璧本。

（二）埃塞俄比亚

根据《中埃质检合作协议》，国家质检总局决定自 2006 年 10 月 1 日起对中国出口埃塞俄比亚的产品实施装运前检验。

1. 商品检验方面

中国出口埃塞俄比亚产品装运前检验的范围是指出口货物的批次价值在 2 000 美元以上的贸易性质商品。

2. 监装工作方面

（1）监装工作的内容。

监装时应核查货物的唛头、批号、品名、数量、型号/规格、包装情况等。监装后应出具装运前检验证书并加施封识，拼装、散装货物可视情况加施封识。装运前检验证书应列明集装箱号和封识号。监装原始记录中应记录本批货物的集装箱号和封号并附货物的照片。

（2）监装工作的实施。

从监装工作角度来看，出口货物可分为产地整批出口货物、产地分散供货口岸集中装运出口货物和产地分段装货口岸最终装运出口货物，相应的监装程序和要求不同，区别如下：

①整批装运的集装箱运输出口货物，产地检验检疫机构具备监装条件的，由产地检验检疫机构实施监装工作。

②拼装、散装的货物由产地分批直接运至口岸或最终装运地，产地检验检疫机构不具备监装条件的，由口岸或最终装运地检验检疫机构实施监装，出具装运前检验证书。产地检验检疫机构实施检验后出具换证凭单，且注明"未监装"字样。

③当货物分批装运且顺序运往口岸或最终装运地装箱或装船出口时，各装货点的检验检疫机构分别实施检验、价格核实和监装，出具装运前检验证书并加施封识。后一个检验检疫机构核查前一个检验检疫机构的封识无误后方可开封装货，监装后应重新加施封识，依次类推。最后由口岸或最终装运地检验检疫机构核查货证并重新加施封识后，出具统一的装运前检验证书。

3. 出口商品价格核实方面

（1）价格核实原则。

①客观、公平、统一、合理。

②以该货物的成交价格为基础。

③以出口货物的 FOB 价格为基础。

（2）价格核实方法。

货物的价格核实工作要结合货物检验情况综合考虑，根据以下顺序选择一种方法进行价格核实。

①单证核实法。

以出口企业提供的信用证、合同、发票、报关单和出口企业自我声明上有关价格条款的内容作为价格基础，确定单价的合理性，最后以实际出运的数量或重量来确定该批货物的总价值。对申报价格的真实性或准确性有疑问的，应当告知发货人，要求其以书面形式作进一步详细说明或提供相关的资料和证据。

②市场比较法。

以相同或类似货物的成交价格为参照物确定出口货物的价格。使用市场比较法选择时参照物应满足以下 4 个条件。

a. 与被估货物同时或大约同时出口；

b. 交易规模和商业层次与被估货物相同。如果无法满足这个条件，可以选择商业层次和交易规模不同但是种类相同或类似货物的成交价格参照物，以客观量化的数据资料进行调整；

c. 应尽量选择同一生产商生产的货物成交价格。如果无法满足这个条件，可以使用同一生产国或地区生产的出口货物的成交价格；

d. 如果有多个相同或类似货物成交价格，应以平均的成交价格作为价格核实基础。

③成本计算法。

通过确认合理的成本来估定出口货物价格，该成本包括的项目有 4 个方面：生产该货物所使用的原材料价值；进行装配或加工的费用；与出口销售同等级或同种类货物的利润水平和一般费用相符的利润和一般费用；信用证或合同上约定的装运地点以前发生的保险费和运输及其相关费用。

（三）埃及

为保证出口工业产品的符合性、真实性和合法性，制止欺诈行为，防止进口商、出口商、中间商或生产企业出口假冒伪劣产品，避免个别产品质量纠纷影响中埃经贸关系大局，对中国出口埃及工业产品实行装运前检验。自 2009 年 7 月 1 日起，埃及进出口监管总局等有关部门将凭中国出入境检验检疫机构签发的检验证书办理中国出口埃及工业产品的验证放行。

1. 检验和监管内容

出口埃及产品装运前需批批检验，批批签证。检验内容包括外观检验，安全、卫生项目检测，核价和监装等内容，其中外观检验、核价和监装要求与出口塞拉利昂和埃塞俄比亚产品装运前检验的要求相同。

2. 判定依据

埃及强制标准以及贸易合同（信用证）规定的埃及标准是确定产品检测项目和判定产品符合性的依据。

对于埃及没有强制性标准的产品，以国际标准化组织、国际电工委员会等国际组织的标准作为评定依据。

根据上述原则无法确定评定依据的产品，以我国国家标准和《市场采购出口商品检验基本要求（试行）》作为评定依据。

3. 报检

报检人应当根据《出入境检验检疫报检规定》的要求，在规定的时间和地点向检验检疫机构报检，提交报检单、合同、信用证及相关单据。

4. 检验管理程序

检验检疫机构受理报检后按照具体要求实施外观检验、安全卫生检测、价格核实和监装。各项检验工作完成后，统一由各局在 5 个工作日内签发检验证书，文本为中英文合璧本。

（四）伊朗

为进一步提高出口伊朗工业产品质量，2011 年 7 月 9 日国家质检总局与伊朗标准与工业研究院签署了《关于落实〈伊朗标准与工业研究院与中国国家质量监督检验检疫总局谅解备忘录〉的行动计划》，对中国出口伊朗列入法检目录内的工业产品实施装运前检验。

1. 报检范围

出口伊朗列入法检目录内的工业产品指《出入境检验检疫机构实施检验检疫的进出境产品目录》中第 25 章至 29 章和第 31 章至 97 章，海关监管条件为 B，检验检疫类别为 N 的所列产品。

2. 装运前检验内容

出口伊朗工业产品实施装运前检验的内容包括产品的品质、数（重）量、安全卫生项目检验及监装。中国出口伊朗工业产品的检验标准依次采用伊朗国家标准、中国国家标准、相应的国际标准等。

受理报检的出入境检验检疫机构在检验工作完成后 5 个工作日内向申请人签发装运前检验证书。对外贸易关系人凭出入境检验检疫机构签发的装运前检验证书向伊朗进出口监管机构和有关部门办理进口申报。

（五）也门

自 2014 年 3 月 1 日起，各地检验检疫机构开始对出口也门工业产品实施装运前检验。自此，对外贸易关系人可向当地检验检疫机构报检。

1. 报检范围

出口也门工业产品指《商品名称及编码协调制度的国际公约》（HS 编码）第 25 章至 29 章和第 31 章至 97 章的产品。

2. 装运前检验内容

出口也门工业产品装运前检验内容包括产品质量性能检测报告的验证和抽查，产品外观状况、数量、标志和标识的查验，货证符合性核查和监视装载（或装箱）。

出口也门工业产品合格判定依据依次适用也门共和国技术法规和强制性标准、中国国家标准或国际标准。

（六）苏丹

为打击进出口假冒伪劣商品行为，促进中国和苏丹之间贸易的健康发展，国家质检总局与苏丹共和国标准计量组织于 2013 年 4 月 16 日签署了《中华人民共和国国家质量监督检验检疫总局与苏丹共和国标准计量组织谅解备忘录》，决定对中国出口苏丹工业产品实施装运前检验。主要内容包括：

（1）出口苏丹工业产品指《商品名称及编码协调制度的国际公约》（HS 编码）第 25 章至 29 章和第 31 章至 97 章的产品。

（2）出口苏丹工业产品装运前检验内容包括产品的质量、数量、安全、卫生、环境保护项目检验，监视装载或装箱。

（3）出口苏丹工业产品合格判定依据依次适用苏丹标准计量组织发布适用于该产品的标准、对外贸易合同约定的标准、中国国家标准或国际标准。

十一、市场采购货物

市场采购出口商品是指出口商品发货人或者其代理人在国内市场以现货方式采购，并由采购地检验检疫机构检验的法定检验出口商品。

国家质检总局禁止以市场采购方式出口的商品包括食品、化妆品、压力容器和危险品。

（一）备案管理

市场采购出口商品的供货单位、发货人的代理人按照自愿原则可以向检验检疫机构申请备案。检验检疫机构对备案申请进行审核，经审核符合条件的，向备案申请人发放备案证明。备案证明有效期为三年。有效期内，备案单位的经营场所或者其他主要条件发生变更的，应当及时告知批准备案的检验检疫机构，并按照规定办理变更手续或者重新提出备案申请。有效期满需要延续的，备案单位应当在有效期届满前三个月向批准备案的检验检疫机构提出延续申请。

（二）报检

市场采购出口商品发货人及其代理人应当向商品采购地检验检疫机构办理报检手续。发货人应当对市场采购的出口商品进行验收后，按照国家质检总局《出入境检验检疫报检规定》向检验检疫机构报检，报检时还应当提供以下资料：

（1）符合性声明。发货人声明其报检的出口商品符合进口国家（地区）技术法规和标准要求，进口国家（地区）无明确规定的，发货人声明其报检的出口商品符合我国国家技术规范强制性要求及相关标准或者合同约定。

（2）出口商品质量合格验收报告。

（3）商品采购票据等市场采购凭证。

（4）采购备案单位的商品的，需提供备案证明复印件。

（三）检验

（1）市场采购出口商品实行采购地检验、口岸查验的检验监管方式。

（2）市场采购出口商品应当按照进口国家（地区）技术法规、标准要求实施检验；进口国家（地区）没有技术法规、标准要求的，按照我国国家技术规范强制性要求及相关标准检验；我国没有国家技术规范强制性要求及相关标准的，按照合同约定的要求检验。合同约定的要求高于进口国家（地区）技术法规、标准要求或者我国国家技术规范强制性要求及相关标准的，按照合同约定实施检验。

（3）检验检疫机构参照《出口工业产品企业分类管理办法》（国家质检总局第 113 号令）对市场采购出口商品供货单位和发货人代理人实施分类管理，并确定特别监管、严密监管、一般监管、验证监管、信用监管五种不同的检验监管方式。

检验检疫机构对来源于未经备案单位的市场采购出口商品实施批批检验，按照特别监管或者严密监管的检验监管方式实施出口监管。

（4）市场采购出口商品经检验合格的，检验检疫机构签发有关检验检疫单证，在单证中注明"市场采购"。

（5）市场采购出口商品经检验不合格的，签发不合格通知单，在检验检疫机构监督下进行技术处理，经重新检验合格后，方准出口；不能进行技术处理或者经技术处理后重新检验仍不合格的，不准出口。

（6）对法定检验以外的出口商品，检验检疫机构根据国家质检总局相关规定实施抽查检验。

（四）监督管理

（1）采购地检验检疫机构可以对检验合格的出口商品加施检验检疫封识并在换证凭单中注明封识号码，口岸检验检疫机构对加施封识的出口商品可以简化查验手续。

（2）检验检疫机构对备案单位实施日常监督管理，发现备案单位有下列情形之一的，检验检疫机构应当视情节轻重及时调整分类管理类别和检验监管方式。

①违反检验检疫法律、行政法规、规章规定的；

②质量保证能力存在隐患的；

③检验连续出现不合格批次的；

④因自身原因造成商品质量或者安全问题被通报、召回、退货的；

⑤拒不配合日常监督管理的；

⑥出入库台账、购销台账不能有效溯源的；

⑦有隐瞒质量安全问题等不诚信行为的。

市场采购出口商品因质量问题造成国外通报或者召回的，采购地检验检疫机构应当查清事实，依法追究相关责任。并可以根据需要，向当地政府及有关部门通报。

十二、对外承包工程及援外物资

（一）对外承包工程

1. 适用范围

对外承包工程业务是指企业在国（境）外开展的对外承包工程、对外劳务合作、对外设计咨询、资源开发等业务。

外经贸部向获得对外承包工程业务经营资格的企业颁发《中华人民共和国对外经济合作经营资格证书》，并授权省级外经贸主管部门于每年的3月1日至4月30日对《经营资格证书》进行审核。

2. 免予检验

（1）检验检疫机构对开展对外承包工程业务所需出境的施工器械（含配件）和人员自用的办公生活物资等免予检验；

（2）对项目完工后属从国内运出返回的物资（不得含有食品）免予检验。

免检项目不收取费用。对施工材料（包括安装设备）按有关规定实施检验检疫。

检验检疫机构凭企业的《经营资格证书》复印件（含年审页、复印件加盖公司印章）以及企业与境外业主签订的项目合同正本复印件（加盖公司印章）或其他文件受理报检。企业报检时，应在报检单上注明《经营资格证书》的证书编号，并将货物按照施工材料、施工器械和自用办公生活物资等分类列出，以方便检验检疫机构对施工器械和自用办公生活物资办理免检放行手续。

（二）援外物资

对外援助物资，简称援外物资，是指在我国政府提供的无息贷款、低息贷款和无偿援助项下购置并用于援外项目建设或交付给受援国政府的一切生产和生活物资。

援外物资报检时应提供以下单据：

（1）援外承包总合同或项目总承包企业与生产企业签订的内部购销合同。内部购销合同中必须有"援＊＊国＊＊＊项目的内部购销合同"字样；

（2）生产厂厂检合格单；

（3）总承包企业验收合格证；

（4）外经贸部和国家质检总局的批文；

（5）《出境货物运输包装容器性能检验结果单》；

（6）货物清单；

（7）援外物资检验一览表。

产地检验、口岸查验是援外物资检验的基本原则。检验检疫机构须在生产厂厂检合格且总承包企业已验收合格的基础上对援外物资进行最终检验。援外物资未经检验检疫机构检验、口岸查验合格的，不准启运出境。因国家特殊需要，经外经贸部对外援助司出具证明，检验检疫机构据此对援外物资简化手续或免予检验。

经检验符合总承包合同规定的援外物资，由产地检验检疫机构按照规定签发换证凭证，或由相关法律规定的其他检验机构签发检验证明，经口岸查验合格后，一律由口岸检验检疫机构换发检验证书。各口岸检验检疫机构出具的检验证书是外经贸部向总承包企业结算货款或从履约保证金中提取罚款的主要依据之一。经检验不合格的，由检验检疫机构出具《不合格通知单》，并在七日内将不合格情况反馈给外经贸部有关部门处理。

部分援外物资批量小，品种繁杂，按"产地检验"原则全部向生产厂家采购并报验操作中存在实际困难，援外物资的市场采购及检验管理按如下规定执行。

凡符合下列规定之一的援外物资允许总承包企业在市场采购：

（1）由外经贸部委托总承包企业向已建成成套项目提供的零配件。

（2）某一品种采购总价不超过 10 万元人民币的物资，但招（议）标文件规定的特殊情况除外。

凡上述允许市场采购的援外物资须由采购地检验检疫机构对货物进行检验，检验项目包括：规格、型号、数量、重量和包装，经检验合格后（不包括品质项目）出具换证凭证；再由口岸检验检疫机构统一进行查验并换发检验证书。

凡市场采购物资，援外项目总承包企业填报《援外物资检验一览表》时，必须单独注明"市场采购"。

十三、非贸易性物品

（一）适用范围

《中华人民共和国进出口商品检验法实施条例》规定进出境的样品、礼品、暂准进出境的货物以及其他非贸易性物品，免予检验。但是，法律、行政法规另有规定的除外。

列入目录的进出口商品符合国家规定的免予检验条件的，由收货人、发货人或者生产企业申请，经国家质检总局审查批准，出入境检验检疫机构免予检验。

（二）ATA 单证册内容

ATA 单证册制度为暂准进出口货物建立了世界统一的通关手续，其项下货物在进口一定时间内除正常损耗外，须按原状复出口。ATA 由法文 Admission Temporaire 与英文 Temporary Admission 的首字母复合组成，表示暂准进口。ATA 单证册已经成为暂准进口货物使用的最重要的国际海关文件，它许可暂准进口货物凭 ATA 单证册，在一年的有效期内，在各国海关享受免税进口以及持证人免予填写国内报关文件等便利，不同于普通的进出口货物。

（1）ATA 单证册项下货物办理出入境检验检疫报检手续时，允许持证人或其授权代表持 ATA 单证册作为证明文件报检。

（2）ATA 单证册项下货物免于 3C 认证和品质检验。

（3）ATA 单证册项下货物涉及动植物及其产品检疫（检验检疫类别为 P 或 Q）的，应按相关规定实施检疫。

第三节　入境货物报检的一般规定

根据有关法律、行政法规的规定，法定检验检疫的进口货物的货主或其代理人应当在检验检疫机构规定的时间和地点向报关地入境检验检疫机构报检，未经检验检疫的不准销售、使用。

一、入境货物报检的分类

法定检验检疫的入境货物报检可分为入境一般货物报检、入境流向报检、异地施检报检及入境直通放行四类。

（一）入境一般报检

入境一般报检是指法定检验检疫入境货物的货主或其代理人，持有关单证向报关地检验检疫机构申请，对入境货物进行检验检疫以获得入境通关放行凭证，并取得入境货物销售、使用合法凭证的报检。对入境一般报检业务而言，签发《入境货物通关单》和对货物的检验检疫都由报关地检验检疫机构完成，货主或其代理人在办理完通关手续后，应及时主动联系报关地的检验检疫机构对货物实施检验检疫。

（二）入境流向报检

入境流向报检又称为口岸清关转异地进行检验检疫的报检，适用于入境货物的报关地与目的地属于不同地区的情况，指法定入境检验检疫货物的货主或其代理人持有关单据在卸货口岸向口岸检验检疫机构报检，由入境口岸检验检疫机构进行必要的检疫处理后签发《入境货物通关单》，货物通关并运往目的地后，收货人或其代理人再向目的地检验检疫机构申报，由目的地检验检疫机构进行检验检疫监管的报检。

（三）异地施检报检

异地施检报检是指已在口岸完成入境流向报检，货物到达目的地后，该批进境货物的货主或其代理人在规定的时间内（海关放行后20日内），向目的地检验检疫机构申请进行检验检疫的报检。因入流向报检只在卸货口岸对装运货物的运输工具和外包装进行必要的检疫处理，并未对整批货物进行检验检疫，因此，只有当检验检疫机构对货物实施了具体的检验检疫，确认其符合有关检验检疫要求及合同、信用证等的规定后，货物才能获得相应的准许进口货物销售使用的合法凭证，完成进境货物的检验检疫工作。异地施检报检时，应提供口岸检验检疫机构签发的《入境货物调离通知单》。

（四）入境直通放行

对符合入境直通放行条件的货物，目的地检验检疫机构直接签发《入境货物通关单》，货主或其代理人凭目的地检验检疫机构签发的《入境货物通关单》直接向报关地海关办理通关手续。

二、入境货物报检的时间和地点

（一）货物报检时间

法定检验检疫的货物，应在入境前或入境时向报关地检验检疫机构办理报检手续。以下货物应在入境前办理报检手续：

（1）输入微生物、人体组织、生物制品、血液及其制品或种畜禽及其精液、胚胎、受精卵在入境前 30 天报检；

（2）输入其他动物的在入境前 15 天报检；

（3）输入植物、种子、种苗及其他繁殖材料的在入境前 7 天报检；

（4）对外索赔出证的需要在索赔有效期届满前不少于 20 天提出。

（二）货物报检地点

法定检验检疫的货物，应在入境口岸、指定或到达站（报关地）报检，审批、许可证等有关政府批文中规定检验检疫地点的，在规定的地点报检。具体要求如下：

（1）大宗散装商品、易腐烂变质商品、可用作原料的固体废物以及在卸货时已发生残损、数（重）量短缺的商品在卸货口岸报检；

（2）需结合安装调试进行检验的成套设备、机电仪器产品以及在口岸开件后难以恢复包装的货物在收货人所在地报检并进行检验检疫；

（3）输入动植物、动植物产品及其他检疫物在入境口岸报检；

（4）入境后办理转关手续的检疫物（活动物和来自动植物疫情流行国家或地区的检疫物除外）在指运地报检；

（5）过境动植物、动植物产品和其他检疫物在入境口岸报检，出境口岸不再报检。

三、入境货物报检时应提交的单据

（一）基本单证

入境报检时，应填写《入境货物报检单》，并提供外贸合同、发票、提（运）单、装箱单等基本外贸单证。

（二）其他要求

除了上述基本外贸单证及《入境货物报检单》外，根据检验检疫机构的要求，还需要提供下列特殊单证：

（1）安全质量许可、卫生注册和其他审核的证明；

（2）进行品质检验的，需要提供国外品质证书或质量保证证书，产品使用说明书及其他标准、技术资料，样品以及重量鉴定；

（3）入境废物需要提供《进口废物批准证书》、装运前检验合格证书；

（4）进行残损鉴定的需要提供理货残损单、铁路商务记录、空运事故记录；

（5）进行重（数）量鉴定的需要提供重（数）量明细单、理货清单；

（6）货物经收、用货部门验收或其他单位检测的需要提供验收报告、检测结果及重量明细单；

（7）入境动植物及其产品需要提供原产地证书、检疫证书、检疫许可证；

（8）禁止入境物需要提供国家质检总局出具的特许审批证明。

第四节　入境货物报检的特殊规定

一、入境动植物及动植物产品

（一）报检要求

输入动植物、动植物产品和其他检疫物的，货主或者其代理人应当在进境前或者进境时向进境口岸动植物检疫机关报检。

属于调离海关监管区检疫的，运达指定地点时，货主或者其代理人应当通知有关口岸动植物检疫机关。

属于转关货物的，货主或者其代理人应当在进境时向进境口岸动植物检疫机关申报；到达指运地时，应当向指运地口岸动植物检疫机关报检。

输入种畜禽及其精液、胚胎的，应当在进境前30日报检；输入其他动物的，应当在进境前15日报检；输入植物种子、种苗及其他繁殖材料的，应当在进境前7日报检。

动植物性包装物、铺垫材料进境时，货主或者其代理人应当及时向口岸动植物检疫机关申报；动植物检疫机关可以根据具体情况对申报物实施检疫。这里所称动植物性包装物、铺垫材料，是指直接用作包装物、铺垫材料的动物产品和植物、植物产品。

货主或其代理人在办理进境动植物及动植物产品的报检手续时，除了《入境货物报检单》、合同、发票、提单、输出国或地区的官方检疫证书、原产地证书外，还需按检疫要求出具下列单证：

（1）需要检疫审批的应提供检疫审批许可证文件；

（2）输入活动物的应提供隔离场审批证明；

（3）进口转基因产品还须提供农业部颁发的《农业转基因生物安全证书（进口）》《农业转基因生物标识审查认可批准文件》正本；

（4）其他按检疫要求需要出具的单证。

（二）其他规定

1. 注册登记制度

我国对向本国输出动植物产品的国外生产、加工、存放单位，实行注册登记制度。

2. 现场检验检疫

输入的动植物、动植物产品和其他检疫物运达口岸时，检疫人员可以到运输工具上和货物现场实施检疫，核对货、证是否相符，并可以按照规定采取样品。承运人、货主或者其代理人应当向检疫人员提供装载清单和有关资料。

装载动物的运输工具抵达口岸时，上下运输工具或者接近动物的人员，应当接受口岸动植物检疫机关实施的防疫消毒，并执行其采取的其他现场预防措施。

3. 隔离检疫

2009 年国家质量监督检验检疫总局局务会议审议通过了《进境动物隔离检疫场使用监督管理办法》，以进一步做好进境动物隔离场的检疫管理工作。

进境种用大中动物应当在国家隔离场隔离检疫，当国家隔离场不能满足需求，需要在指定隔离场隔离检疫时，应当报经国家质检总局批准。进境种用大中动物之外的其他动物应当在国家隔离场或者指定隔离场隔离检疫。

使用人提交申请后，经审核合格的，直属检验检疫局受理的，由直属检验检疫局签发《隔离场使用证》。国家质检总局受理的，由国家质检总局在签发的《中华人民共和国进境动植物检疫许可证》中列明批准内容。《隔离场使用证》有效期为 6 个月。

进境种用大中动物隔离检疫期为 45 天，其他动物隔离检疫期为 30 天。需要延长或者缩短隔离检疫期的，应当报国家质检总局批准。

进口种子、苗木等植物繁殖材料的，入境后需要进行隔离检疫的，货主或其代理人需要向检验检疫机构申请隔离场或临时隔离场。

根据《进境植物繁殖材料检疫管理办法》的规定，所有高、中风险的进境植物繁殖材料必须在检验检疫机构指定的隔离检疫圃进行隔离检疫。

高风险的进境植物繁殖材料必须在国家隔离检疫圃隔离检疫。因科研、教学等需要引进高风险的进境植物繁殖材料，经报国家检验检疫局批准后，可在专业隔离检疫圃实施隔离检疫。

4. 出证与放行处理

输入动植物、动植物产品和其他检疫物，经检疫合格的，签发《入境货物检验检疫证明》。

输入动物经检疫不合格的，签发《动物检疫证书》；肉类及水产品经检疫不合格的，签发《兽医卫生证书》；植物及植物产品不合格的，签发《植物检疫证书》。需作检疫处理的，签发《检验检疫处理通知书》，在检验检疫机构的监督下，作退回、销毁或者无害化处理。

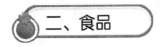

二、食品

（一）注册备案

向我国境内出口食品的境外出口商或者代理商、进口食品的进口商应当向国家出入境检验检疫部门备案。向我国境内出口食品的境外食品生产企业，应当向国家出入境检验检疫部门注册。

进口的食品、食品添加剂、食品相关产品应当符合我国食品安全国家标准。食品添加剂要按照国家质检总局公布的目录进行报检（见附件1）。

进口尚无食品安全国家标准的食品，由境外出口商、境外生产企业或者其委托的进口商向国务院卫生行政部门提交所执行的相关国家（地区）标准或者国际标准。国务院卫生行政部门对相关标准进行审查，认为符合食品安全要求的，决定暂予适用，并及时制定相应的食品安全国家标准。

进口利用新的食品原料生产食品，或者生产食品添加剂新品种、食品相关产品新品种，应当向国务院卫生行政部门提交相关产品的安全性评估材料。国务院卫生行政部门应当自收到申请之日起六十日内组织审查；对符合食品安全要求的，准予许可并公布；对不符合食品安全要求的，不予许可并书面说明理由。

发现进口食品不符合我国食品安全国家标准或者有证据证明可能危害人体健康的，进口商应当立即停止进口，并依照《食品安全法》的相关规定召回。

（二）食品预包装标签

为进一步规范进口预包装食品标签检验工作，推动进口预包装食品贸易的发展，国家质检总局自2011年6月1日起启用进口预包装食品标签管理系统。进口预包装食品报检时，报检人或代理报检人应当按照进口预包装食品标签上标注的产品名称逐一进行申报，同一名称不同规格的产品，应当分别申报。

对于首次进口的预包装食品，进口商应按规定提交标签检验所需相关材料，经检验检疫机构标签检验合格的，相关标签信息将录入标签管理系统，并自动生成一个进口预包装食品标签备案号。获得标签备案号的预包装食品再次进口时，凡提供标签备案号的，经检验检疫机构核准，可免于中文标签版面格式检验。

（三）入境食品换证

进口食品经营企业（指进口食品的批发、零售商）在批发、零售进口食品时应持有当地检验检疫机构签发的入境食品卫生证书。入境食品在口岸检验合格取得卫生证书后再转运内地销售时，进口食品经营企业应持口岸检验检疫机构签发的入境食品卫生证书正本或副本到当地检验检疫机构换取卫生证书。申请换证时也应填写《入境货物报检单》，并在报检单上"合同订立的特殊条款以及其他要求"一栏中注明需换领证书的份数。

（四）入境食品包装容器、包装材料

入境食品包装容器、包装材料（以下简称食品包装）是指已经与食品接触或者预期会与食品接触的入境食品内包装、销售包装、运输包装及包装材料。

报检时应填写《入境货物报检单》，同时随单提供提单、合同、发票、装箱单等，还应提交《出入境食品包装备案书》（复印件）。经检验合格检验检疫机构出具《入境货物检验检疫证明》。

盛装进口食品的食品包装，在进口食品报检时应列明包装情况。检验检疫机构在对进口食品检验的同时对食品包装进行抽查检验。对未能提供《出入境食品包装备案书》的，在检验检疫机构予以受理报检时，进口商可按备案管理规定及时办理相关手续。

进出口食品包装备案不是行政许可，对未经备案企业进口或生产的食品包装应实施批批检验检测。

对已列入《法检目录》的进口食品包装，如用于盛装出口食品，可凭《入境货物检验检疫证明》换发《出入境货物包装性能检验结果单》，必要时应对安全、卫生项目进行检测。对未列入《法检目录》的进口食品包装，按照非法定检验检疫商品监督抽查管理规定实施抽查检验，如用于盛装出口食品，应按照出口食品包装有关规定办理《出入境货物包装性能检验结果单》。

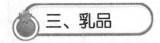

三、乳品

（一）适用范围

乳品包括初乳、生乳和乳制品。初乳是指奶畜产犊后 7 天内的乳。生乳是指从符合中国有关要求的健康奶畜乳房中挤出的无任何成分改变的常乳。奶畜初乳、应用抗生素期间和休药期间的乳汁、变质乳不得用作生乳。乳制品是指由乳作为主要原料加工而成的食品，如巴氏杀菌乳、灭菌乳、调制乳、发酵乳、干酪及再制干酪、稀奶油、奶油、无水奶油、炼乳、乳粉、乳清粉、乳清蛋白粉和乳基婴幼儿配方食品等。其中，由生乳加工而成，且加工工艺中无热处理杀菌过程的产品为生乳制品。

质检总局关于调整《进出口乳品检验检疫监督管理办法》实施要求的公告（2015 年第 3 号）中规定需要办理进境检疫审批手续的进口乳品种类，除生乳、生乳制品、巴氏杀菌乳外，增加以巴氏杀菌工艺生产加工的调制乳。2015 年 2 月 1 日起报检进口的以巴氏杀菌工艺生产加工的调制乳，需提交《进境动植物检疫许可证》。

（二）基本规定

国家质检总局对向我国出口乳品的境外食品生产企业实施注册制度。

需要办理检疫审批手续的进口乳品，应当按照《进境动植物检疫审批管理办法》规定办理检疫审批手续。国家质检总局可以确定、调整需要办理检疫审批的进口乳品种类并在国家质检总局网站公布。

首次进口的乳品，进口商或者其代理人报检时应提供相应产品的食品安全国家标准中列明的项目的检测报告，包括标准中引用的食品中污染物和真菌毒素的标准。

非首次进口的乳品，进口商或者其代理人报检时应当提供首次进口时提供的检测报告和报检单的复印件，以及国家质检总局规定项目的检测报告。非首次进口检测报告项目由国家质检总局根据乳品风险监测等有关情况调整、确定，并在国家质检总局网站公布。

首次进口的婴幼儿配方食品基粉原料（乳基预混料），进口商或者其代理人报检时应当提供对应产品标准规定的微生物、污染物和真菌毒素项目的检测报告。非首次进口的基粉原料应当提供微生物项目的检测报告。

进口乳品标签上标注获得国外奖项、荣誉、认证标志等内容的，应当提供经外交途径确认的有关证明文件。外交途径确认是指经我国驻外使领馆或外国驻中国使领馆确认。

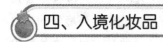

四、入境化妆品

（一）标签审核

进出口化妆品的经营者或其代理人应在报检前 90 个工作日向国家检验检疫局指定的检验机构提出标签审核申请。化妆品标签审核的内容主要包括：

（1）标准的化妆品卫生质量状况、功效成分等是否真实、有效；

（2）格式、版面、文字说明、图形、符号等是否符合有关规定；

（3）入境化妆品是否使用正确的中文标签；

（4）是否符合输入国的要求。

经审核符合要求的化妆品标签，由国家检验检疫局颁发《进出口化妆品标签审核证书》。报检人取得该证书后方可报检。

（二）报检规定

入境化妆品应由入境口岸检验检疫机构实施检验，经检验合格的，由检验检疫机构出具《入境货物检验检疫证明》，并对进口化妆品监督加贴检验检疫标志。

经检验不合格的，由检验检疫机构出具不合格单证。其中安全卫生指标不合格的，应在检验检疫机构监督下进行销毁或退货；其他项目不合格的，必须在检验检疫机构监督下进行技术处理，经重新检验合格后，方可销售、使用或出口；不能进行技术处理或者经技术处理后，重新检验仍不合格的进口化妆品，责令其销毁或退货。

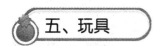

五、玩具

（一）适用范围

入境玩具报检范围包括列入《法检目录》的玩具，以及法律法规规定必须经检验检疫机构检验的入境玩具，《法检目录》外的入境玩具按规定进行抽查检疫。

（二）检验检疫规定

（1）进口玩具的收货人应当按照《出入境检验检疫报检规定》如实填写入境货物报检单，提供有关单证。对列入强制性产品认证目录的进口玩具还应当提供强制性产品认证证书复印件。

（2）强制性产品认证。检验检疫机构对列入强制性产品认证目录内的进口玩具，按照《进口许可制度民用商品入境验证管理办法》的规定实施验证管理。对未列入强制性产品认证目录内的进口玩具，报检人已提供进出口玩具检测实验室（以下简称玩具实验室）出具的合格的检测报告的，检验检疫机构对报检人提供的有关单证与货物是否相符进行审核。对未能提供检测报告或者经审核发现有关单证与货物不相符的，应当对该批货物实施现场检验并抽样送玩具实验室检测。

（3）进口玩具经检验合格的，检验检疫机构出具检验证明。进口玩具经检验不合格的，由检验检疫机构出具检验检疫处理通知书。涉及人身财产安全、健康、环境保护项目不合格的，由检验检疫机构责令当事人退货或者销毁；其他项目不合格的，可以在检验检疫机构的监督下进行技术处理，经重新检验合格后，方可销售或者使用。

（4）在国内市场销售的进口玩具，其安全、使用标识应当符合我国玩具安全的有关强制性规定。

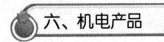 六、机电产品

（一）成套设备

成套设备系指完整的生产线、成套装置设施（含工程项目和技术改造项目中的成套装置设施和与国产设备配套组成的成套设备中的进口关键设备）。一切进口成套设备都必须在合同约定的期限内进行检验。未经检验的成套设备、材料不准安装使用。

对大型成套设备和在国内不具备检验条件，到货后不能进行解体检验的一般成套设备，订货单位应当在对外贸易合同中订明在出口国进行装运前预检验、监造或者监装条款。

检验检疫机构应对安装调试工作实施监督检查，对未经检验的进口成套设备、材料和经检验不合格的，视情况签发《不准安装使用通知单》，并根据需要对有关设备、材料进行封识管理。不合格的设备、材料经技术处理，并向检验检疫机构重新报验，经检验合格后，方可以安装使用。

（二）旧机电产品

根据《国务院关于取消和调整一批行政审批项目等事项的决定》（国发〔2014〕50号）的要求和《中华人民共和国进出口商品检验法》《中华人民共和国进出口商品检验法实施条例》的规定，国家总局对进口旧机电产品检验监管业务进行调整。

（1）取消对进口旧机电产品实施备案管理。

（2）根据《商检法实施条例》的规定，保留对国家允许进口的旧机电产品实施检验监管的相关措施，包括装运前检验、口岸查验、到货检验以及监督管理。整理并公布《实施检验监管的进口旧机电产品目录》《进口旧机电产品检验监管措施清单》（以下简称《检验监管措施清单》，见附件2）。

（3）列入《检验监管措施清单》管理措施表1的进口旧机电产品为禁止入境货物。

（4）列入《检验监管措施清单》管理措施表2的旧机电产品进口时，收用货单位凭出入境检验检疫机构或检验机构（此前承担进口旧机电产品装运前检验业务的检验机构名单）出具的装运前检验证书及相关必备材料向入境口岸检验检疫机构（以下简称口岸机

构）申报；未按照规定进行装运前检验的，按照法律法规规定处置。

（5）进口未列入《检验监管措施清单》的旧机电产品，无须实施装运前检验。收用货单位凭《旧机电产品进口声明》及相关必备材料向口岸机构申报。

（6）列入《检验监管措施清单》内且属于"出境维修复进口""暂时出口复进口""出口退货复进口""国内转移复进口"的旧机电产品进口时，收用货单位凭《免〈进口旧机电产品装运前检验证书〉进口特殊情况声明》及相关必备材料向口岸机构申报。

（7）列入《检验监管措施清单》管理措施表 1 第 1 项、第 2 项内，但经国家特别许可的旧机电产品进口时，收用货单位凭《旧机电产品进口特别声明（1）》及相关必备材料向口岸机构申报。

（8）列入《检验监管措施清单》管理措施表 1 第 3 项、第 4 项内，但制冷介质为非氟氯烃物质（CFCs）的旧机电产品进口时，收用货单位凭《旧机电产品进口特别声明（2）》及相关必备材料向口岸机构申报。

七、汽车

（一）适用范围

列入《法检目录》的汽车，以及虽未列入但国家有关法律法规明确由检验检疫机构负责检验的汽车，都需要进行报检。

（二）检验检疫规定

1. 报检地点

进口汽车入境口岸检验检疫机构负责进口汽车入境检验工作，用户所在地检验检疫机构负责进口汽车质保期内的检验管理工作。

对转关到内地的进口汽车，视通关所在地为口岸，由通关所在地检验检疫机构负责检验。

2. 强制性产品认证

进口汽车必须获得国家强制性产品认证证书，贴有认证标志，并须经检验检疫机构验证及检验合格。

对大批量进口汽车，外贸经营单位和收用货主管单位应在对外贸易合同中约定在出口国装运前进行预检验、监造或监装，检验检疫机构可根据需要派出检验人员参加或者组织实施在出口国的检验。

3. 报检单证

进口汽车的收货人或代理人在货物运抵入境口岸后，应持合同、发票、提（运）单、装箱单等单证及有关技术资料向口岸检验检疫机构报检，口岸检验检疫机构审核后签发《入境货物通关单》。

经检验合格的进口汽车，由口岸检验检疫机构签发《入境货物检验检疫证明》，并一车一单签发《进口机动车辆随车检验单》；对进口汽车实施品质检验的，《入境货物检验检疫证明》须加附《品质检验报告》。经检验不合格的，检验检疫机构出具检验检疫证书，供有关部门对外索赔。

用户在国内购买进口汽车时必须取得检验检疫机构签发的《进口机动车辆随车检验单》和购车发票。在办理正式牌证前，到所在地检验检疫机构登检、换发《进口机动车辆检验证明》，作为到车辆管理机关办理正式牌证的依据。

4. 其他规定

自 2008 年 3 月 1 日起，检验检疫机构对进口机动车车辆识别代号（VIN）实施入境验证管理。进口机动车的车辆识别代号（VIN）必须符合国家强制性标准《道路车辆 车辆识别代号（VIN)》（GB 16735—2004）的要求。对 VIN 不符合上述标准的进口机动车，检验检疫机构将禁止其进口，公安机关不予办理注册登记手续，国家特殊需要并经批准的，以及常驻我国的境外人员、我国驻外使领馆人员自带的除外。

为便利进口机动车产品报检通关，在进口前，强制性产品认证证书（CCC 证书）的持有人或其授权人可向签发 CCC 证书的认证机构提交拟进口的全部机动车 VIN 和相关结构参数资料进行备案，认证机构在对上述资料进行核对、整理后上报国家质检总局及认监委，以便口岸检验检疫机构对进口机动车产品的 VIN 进行入境验证。

八、涂料

（一）适用范围

涂料是指《商品名称及编码协调制度》中编码为 3208 项下和 3209 项下的商品。

（二）备案及专项检测

国家对进口涂料实行登记备案和专项检测制度。

《进口涂料备案书》有效期为 2 年。当有重大事项发生，可能影响涂料性能时，应当对进口涂料重新申请备案。

国家质检总局指定涂料专项检测实验室和进口涂料备案机构。专项检测实验室根据技术法规的要求，负责进口涂料的强制性控制项目的专项检测工作，出具进口涂料专项检测报告。备案机构负责受理进口涂料备案申请，确认专项检测结果等事宜。备案申请应当在涂料进口至少 2 个月前向备案机构提出。

（三）进口检验

已经备案的涂料，在进口报检时除按照规定提交相关单证外，应当同时提交《进口涂料备案书》。

检验检疫机构按照以下规定实施检验：

（1）核查《进口涂料备案书》的符合性。核查内容包括品名、品牌、型号、生产厂商、产地、标签等。

（2）专项检测项目的抽查。同一品牌涂料的年度抽查比例不少于进口批次的 10%，每个批次抽查不少于进口规格型号种类的 10%，所抽取样品送专项检测实验室进行专项检测。

（3）对未经备案的进口涂料，检验检疫机构接受报检后，按照有关规定抽取样品，并由报检人将样品送专项检测实验室检测，检验检疫机构根据专项检测报告进行符合性核查。

（4）检验合格的进口涂料，检验检疫机构签发入境货物检验检疫证明。检验不合格的进口涂料，检验检疫机构出具检验检疫证书，并报国家质检总局。对专项检测不合格的进口涂料，收货人须将其退运出境或者按照有关部门要求妥善处理。

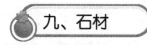

九、石材

（一）适用范围

石材是指《商品名称及编码协调制度》中编码为 2515、2516、6801 和 6802 项下的商品。

（二）其他规定

报检人按《出入境检验检疫报检规定》到入境口岸检验检疫机构办理报检。

报检人除提供合同、发票、提单和装箱单等资料外，还应提供符合 GB 6566—2001 分类要求的石材说明书，注明石材原产地、用途、放射性水平类别和适用范围等；报检人未提供说明书或者说明书中未注明的，均视为使用范围不受限制。检验时依据 GB 6566—2001 规定的最严格限量要求进行验收，即石材荒料按建筑主体材料要求验收，石材板料按 A 类装修材料要求验收。

口岸检验检疫机构受理报检后，场地无法实施现场检测的，应告知报检人将进口石材运抵可实施现场检测的场站。

十、危险化学品

为了加强危险化学品的安全管理，预防和减少危险化学品事故，保障人民群众生命财产安全，保护环境，2002 年 1 月 26 日中华人民共和国国务院令第 344 号公布《危险化学品安全管理条例》。根据《条例》规定，出入境检验检疫机构对列入国家《危险化学品名录》的进出口危险化学品实施检验监管。

（一）适用范围

危险化学品，是指具有毒害、腐蚀、爆炸、燃烧、助燃等性质，对人体、设施、环境具有危害的剧毒化学品和其他化学品。

危险化学品目录，由国务院安全生产监督管理部门会同国务院工业和信息化、公安、环境保护、卫生、质量监督检验检疫、交通运输、铁路、民用航空、农业主管部门，根据化学品危险特性的鉴别和分类标准确定、公布，并适时调整。

(二) 报检规定

进口危险化学品的收货人或者其代理人应按照《出入境检验检疫报检规定》向海关报关地检验检疫机构报检，报检时按照《危险化学品名录》中的名称申报，同时还应提供下列材料：

(1) 进口危险化学品经营企业符合性声明；

(2) 对需要添加抑制剂或稳定剂的产品，应提供实际添加抑制剂或稳定剂的名称、数量等情况说明；

(3) 中文危险公示标签 (散装产品除外)、中文安全数据单的样本。

(三) 检验监管要求

对进口危险化学品进行检验监管应遵循以下标准：

(1) 我国国家技术规范的强制性要求 (进口产品适用)；

(2) 国际公约、国际规则、条约、协议、议定书、备忘录等；

(3) 输入国家或者地区技术法规、标准 (出口产品适用)；

(4) 国家质检总局指定的技术规范、标准；

(5) 贸易合同中高于前述 (1) 至 (4) 规定的技术要求。

(四) 其他规定

进出口危险化学品检验的内容，包括是否符合安全、卫生、健康、环境保护、防止欺诈等要求以及相关的品质、数量、重量等项目。

十一、可用作原料的固体废物

(一) 适用范围

入境可用作原料的废物是指以任何贸易方式或无偿提供、捐赠等方式进入中华人民共和国境内的一切可用作原料的废物 (含废料)。

进口废物分两类：一类是禁止进口的不能用作原料或者不能以无害化方式利用的固体废物；一类是可作为原料但必须严格限制进口的废物。对国家禁止进口的废物，任何单位和个人都不准从事此类废物的进口贸易以及其他经营活动。对可以用作原料的固体废物实行限制进口 (见附件3) 和自动许可进口分类管理 (见附件4)。

(二) 报检规定

1. 注册登记制度

检验检疫机构对进口可用作原料的固体废物的国外供货商、国内收货人实行注册登记制度。国外供货商、国内收货人在签订对外贸易合同前，应当进行注册登记。

2. 装运前检验制度

国家对进口废物原料实行装运前检验制度。废物原料进境前，国外供货商应当向检验检疫机构或者国家质检总局指定的装运前检验机构申请装运前检验。装运前检验机构应当在国家质检总局规定的检验业务范围和区域内按照中国环境保护控制标准和装运前检验规程实施装运前检验。

3. 报检单证及其他规定

进口废物原料运抵口岸时，国内收货人或者其代理人应当向入境口岸检验检疫机构报检，接受检验检疫。报检时应当提供《进口可用作原料的固体废物国外供货商注册登记证书》（复印件）、《进口可用作原料的固体废物国内收货人注册登记证书》（复印件）、《装运前检验证书》、废物原料进口许可证（检验检疫联）以及合同、发票、装箱单、提（运）单等必要的纸质或者电子单证。

检验检疫机构应当依照国家环境保护控制标准及检验检疫规程在入境口岸对进口废物原料实施卫生检疫、动植物检疫、环保项目检验等项目的检验检疫。对进口废纸国家质检总局可以根据便利对外贸易和检验工作的需要，指定在其他地点检验。

检验检疫机构对经检验检疫合格的进口废物原料，出具《入境货物通关单》，并在备注项注明"上述货物经初步检验，未发现不符合环境保护要求的物质"；对经检验检疫不合格的，出具《检验检疫处理通知单》和《检验检疫证书》。

国家质检总局对进口废物原料实行检验检疫风险分析和预警通报制度。

十二、展览物品

（一）适用范围

入境展览物品报检包括参加展览的入境展览物品及其包装材料、运输工具等。

（二）其他规定

展览物品入境前或入境时，货主或其代理人应持有关单证向报关地检验检疫机构报检。报检时，应填写《入境货物报检单》并提供外贸合同（或参展函电）、发票、提（运）单等有关单证。如需进行检疫审批的动植物及其产品，应提供相应的检疫审批手续。如属于 ATA 单证册项下的展览品，可以 ATA 单证册作为证明文件报检。检验检疫机构根据有关规定出具《入境货物通关单》。入境展品不必进行品质检验并免于 3C 认证。

（三）留购及退运规定

入境展览物品在展览期间必须接受检验检疫人员的监督管理，仅供用于展览，未经许可不得改作他用。展览会结束后，所有入境展览物品须在检验检疫人员监管下由货主或其代理人作退运、留购或销毁处理。

留购的展览物品，其性质已由展品变为货物，报检人应重新办理报检手续。重新报检的要求和同类入境货物报检要求一致。检验检疫机构按标准进行检验，对合格的货物予以放行。

退运的展览物品，需出具官方检疫证书的应在出境前向检验检疫机构报检，经检疫或除害处理合格后，出具有关证书，准予出境。

十三、来自疫区的货物

为了确保把疫情拒于国门之外，保护我国人民生命财产安全和农、林、牧、渔业的安全，国家规定了《进境植物禁止进境名录》和《国家禁止进口的血液及其制品的品种》，具体明确禁止进境物。当某一国家发生新的疫情时，国家质检总局根据需要发出公告，禁止可能染疫的物品及其相关产品入境，直到疫情解除。

【小资料】2014 年第 67 号《质检总局农业部关于解除从疯牛病疫区进口牛血液制品禁令的公告》：自 2014 年 6 月 25 日起解除对疯牛病疫区进口牛血液制品（收集前供体牛没有接受过向颅腔中注射压缩空气和气体或脊髓刺毁）的禁令，农业部、质检总局 2001 年 143 号公告中有关牛血液制品的规定同时废止。

因科学研究等特殊原因需要引进禁止进境物品的，必须事先提出申请，经国家质检总局批准，凭批准证明文件报检。

一般而言，来自动植物疫区的动植物及其产品不能入境。来自疫区的其他货物在报检要求上与非疫区相同，为防止疫情传入，进行严格的检疫处理。

来自疫区货物的检疫要根据疫区及货物的具体情况来确定，一般而言，与疫情有关的产品不能进口。对于与具体疫情无关的货物，检疫要求没有特别的变化。

附件1　人类食品和动物饲料添加剂及原料产品目录（节选）

序号	商品编号	商品名称（海关商品名称）	原监管要求	调整后监管要求
1	1702200000	槭糖及槭糖浆	A	A/B
2	1702500000	化学纯果糖	A	A/B
3	1703100000	甘蔗糖蜜	A	A/B
4	1703900000	其他糖蜜	A	A/B
5	1905100000	黑麦脆面包片	A	A/B
6	1905200000	姜饼及类似品	A	A/B
7	2201909000	其他水、冰及雪	A	A/B
8	2204300000	其他酿酒葡萄汁	A	A/B

续表

序号	商品编号	商品名称（海关商品名称）	原监管要求	调整后监管要求
9	2307000000	葡萄酒渣、粗酒石		A/B
10	2712100000	凡士林		A/B
11	2712200000	石蜡，不论是否着色		A/B
12	2712901000	微晶石蜡		A/B
13	2809201000	磷酸及偏磷酸、焦磷酸	B	A/B
14	2811199090	其他无机酸		A/B
15	2811210000	二氧化碳		A/B
16	2811220000	二氧化硅		A/B
17	2815200000	氢氧化钾（苛性钾）		A/B
18	2825909000	其他金属的氧化物及氢氧化物		A/B
19	2826192010	氟化钠		A/B
20	2827200000	氯化钙		A/B

附件 2　进口旧机电产品检验监管措施清单

管理措施表 1

国家规定禁止进口的旧机电产品（4 类）		
序号	产品目录或范围	管理措施
1	《旧机电产品禁止进口目录》（详见外经贸部、海关总署、质检总局公告 2001 年第 37 号）	擅自进口的，检验检疫机构应按照《商检法实施条例》规定通知海关作退运处理，情节严重的应予处罚
2	旧玻壳、旧显像管、再生显像管、旧监视器等（详见质检总局、发改委、信息部、海关总署、工商总局、认监委公告 2005 年第 134 号附表）	同上
3	带有以氯氟烃物质为制冷剂的工业、商业用压缩机的旧机电产品（详见商务部、海关总署、国家质检总局、国家环保总局公告 2005 年第 117 号附件）	同上
4	带有以氯氟烃物质为制冷剂、发泡剂的旧家用电器产品和以氯氟烃为制冷工质的家用电器产品用压缩机的旧机电产品（详见环保总局、发改委、商务部、海关总署、质检总局环函〔2007〕200 号附件）	同上

管理措施表 2

序号	设备/产品名称	设备/产品涉及的范围及描述	管理措施
		（一）涉及人体健康安全、卫生、环境保护的旧机电设备/产品（15 类）	
1	化工（含石油化工）生产设备	包括但不限于：原油加工设备，乙烯、丙烯装置，合成氨装置，化肥装置，化工原料生产装置，染料生产装置，橡胶、塑料生产设备，化工生产用空气泵或真空泵、压缩机、风机、提净塔、精馏塔、蒸馏塔、热交换装置、液化器、发酵罐、反应器，与以上设备（装置、机械）配套的控制系统、输送系统、检测设备	须经检验检疫机构或检验机构实施装运前检验（进口特殊情况除外），确认旧机电设备安全、卫生、环保要求能够符合我国法律法规和技术规范；未实施装运前检验擅自进口的，检验检疫机构应按照《商检法实施条例》规定通知海关作退运处理，情节严重的应予处罚
2	能源、动力设备	包括但不限于：汽轮、水轮、风力、燃气、燃油发电机组，空气及其他气体压缩机械，制冷机组及热泵，与以上设备（机械）配套的控制系统、变压系统、传导系统、检测设备	同上
3	电子工业专用设备	包括但不限于：制造半导体单晶柱或圆晶的设备，制造半导体器件或集成电路用的设备，制造平板显示器用的设备，在印刷电路板上封装元器件的设备，与以上设备配套的控制系统、输送系统、检测设备	同上
4	冶金工业设备	包括但不限于：冶炼设备，压延加工设备，焦化设备，碳素制品设备，耐火材料设备，与以上设备配套的控制系统、输送系统、检测设备	同上
5	通信设备	包括但不限于：光通信设备，移动通信设备，卫星地面站设备，与以上设备配套的控制系统、检测设备	同上
6	建材生产设备	包括但不限于：水泥生产、制品设备，玻璃生产及加工设备，人造纤维板生产设备，与以上设备配套的控制系统、检测设备	同上
7	工程施工机械	包括但不限于：起重机、叉车、升降机、推土机、筑路机及平地机、铲运机、捣固机械及压路机、机械铲、挖掘机及机铲装载机、打桩机及拔桩机、凿岩机及隧道掘进机、工程钻机	同上
8	金属切削机床	包括但不限于：加工中心、单工位组合机床及多工位组合机床、车床（包括车削中心）、钻床、镗床、铣床、攻丝机、磨床、刨床、插床、拉床、切齿机、锯床、切断机	同上

续表

		(一) 涉及人体健康安全、卫生、环境保护的旧机电设备/产品 (15 类)	
序号	设备/产品名称	设备/产品涉及的范围及描述	管理措施
9	金属非切削机床	包括但不限于：激光、超声波、放电等处理金属材料的加工机床，锻造或冲压机床，弯曲、折叠、矫直、矫平、剪切、冲孔、开槽机床，液压、机械压力机	同上
10	纺织生产机械	包括但不限于：化纤挤压、拉伸、变形或切割设备，纺织纤维预处理设备，纺纱机械，织机，后整理设备	同上
11	食品加工机械	包括但不限于：奶制品生产设备，饮料生产、灌装设备，糕点生产设备，果蔬加工设备，制糖及糖果生产设备，制酒设备，肉类加工设备	同上
12	农牧林业加工机械	包括但不限于：拖拉机、联合收割机、棉花采摘机、机动植保机械、机动脱粒机、饲料粉碎机、插秧机、铡草机、木材加工设备	同上
13	印刷机械	包括但不限于：制版设备、印刷设备、装订设备	同上
14	纸浆、造纸及纸制品机械	包括但不限于：纸浆设备，造纸设备，纸或纸板整理设备，切纸机，纸、纸板及纸塑包装设备	同上
15	电气产品	包括但不限于：电阻加热炉及烘箱，电阻焊接机器及装置、电弧焊接机器及装置，通过感应或介质损耗对材料进行热处理的设备，粒子加速器，电镀、电解或电泳设备及装置，激光器	同上

	(二) 国家特殊需要的旧机电产品 (2 类)	
序号	涉及产品范围及描述	管理措施
16	国家特别许可准予进口的、列入《进口旧机电产品检验监管措施清单》（2014 年版）管理措施表 1 的旧机电产品	须经检验检疫机构或检验机构实施装运前检验（进口特殊情况除外），确认旧机电产品安全、卫生、环保要求能够符合我国法律法规和技术规范；未实施装运前检验擅自进口的，检验检疫机构应按照《商检法实施条例》规定通知海关作退运处理，情节严重的应予处罚
17	省级以上政府管理部门明确批准进口的国家限制投资、限制进口的产业、产品或技术目录内的产业、产品或技术涉及的旧机电产品	同上

附件3　限制进口类可用作原料的固体废物目录（节选）

序号	海关商品编号	废物名称	证书名称	适用环境保护控制标准	其他要求或注释
一、动植物废料					
1	1703100000	甘蔗糖蜜	甘蔗糖蜜		
2	1703900000	其他糖蜜	其他糖蜜		
二、矿产品废料					
3	2525300000	云母废料	云母废料		指云母机械加工产生的边角料
三、金属熔化、熔炼和精炼产生的含金属废物					
4	2618001001	主要含锰的冶炼钢铁产生的粒状熔渣，含锰量>25%（包括熔渣砂）	含锰大于25%的冶炼钢铁产生的粒状熔渣	GB 16487.2	Mn>25%
四、硅废碎料					
11	2804619011	含硅量>99.999 999 9%的多晶硅废碎料	含硅量>99.999 999 9%的多晶硅废碎料		
12	2804619091	其他含硅量不少于99.99%的硅废碎料	其他含硅量不少于99.99%的硅废碎料		
五、塑料废碎料及下脚料					
13	3915100000	乙烯聚合物的废碎料及下脚料	乙烯聚合物的废碎料及下脚料	GB 16487.12	13
14	3915100000	乙烯聚合物的废碎料及下脚料	铝塑复合膜	GB 16487.12	14
六、橡胶、皮革废碎料及边角料					
21	4004000090	未硫化橡胶废碎料、下脚料及其粉、粒	未硫化橡胶废碎料及下脚料		
七、回收（废碎）纸及纸板					
23	4707100000	回收（废碎）的未漂白牛皮、瓦楞纸或纸板	废纸	GB 16487.4	
24	4707200000	回收（废碎）的漂白化学木浆制的纸和纸板（未经本体染色）	废纸	GB 16487.4	

续表

序号	海关商品编号	废物名称	证书名称	适用环境保护控制标准	其他要求或注释
八、废纺织原料					
27	5103109090	其他动物细毛的落毛	其他动物细毛的落毛	GB 16487.5	不包括从回收原毛、毛皮过程中产生的未经挑选、洗涤、脱脂的毛废料
九、金属和合金废碎料（金属态且非松散形式的，非松散形式指不包括属粉状、淤渣状、尘状或含有危险液体的固体状废物）					
38	7204210000	不锈钢废碎料	不锈钢废碎料	GB 16487.6	
44	8112921010	未锻轧锗废碎料	锗废碎料	GB 16487.7	
十、混合金属废物，包括废汽车压件和废船					
51	7204490010	废汽车压件	废汽车压件	GB 16487.13	

备注：海关商品编号栏仅供参考。

附件4　自动许可进口类可用作原料的固体废物目录（节选）

序号	海关商品编号	废物名称	证书名称	适用环境保护控制标准	其他要求或注释
一、木及软木废料					
1	4401310000	木屑棒	木废料	GB 16487.3	
2	4401390000	其他锯末、木废料及碎片	木废料	GB 16487.3	
3	4501901000	软木废料	软木废料	GB 16487.3	
二、金属和金属合金废碎料					
4	7112911010	金的废碎料	金的废碎料	GB 16487.7	
5	7112911090	包金的废碎料（但含有其他贵金属除外）	包金的废碎料	GB 16487.7	
6	7112921000	铂及包铂的废碎料（但含有其他贵金属除外、主要用于回收铂）	铂及包铂的废碎料	GB 16487.7	
7	7204100000	铸铁废碎料	废钢铁	GB 16487.6	
8	7204290000	其他合金钢废碎料	废钢铁	GB 16487.6	
9	7204300000	镀锡钢铁废碎料	废钢铁	GB 16487.6	

备注：海关商品编号栏仅供参考。

第三章 监督管理规定

【知识目标】

熟悉进出口商品免验的基本条件；

熟悉出口工业产品分级管理规定；

掌握强制性产品认证和出口质量许可的要求；

掌握进境检疫审批和隔离检疫的规定；

熟悉进出口商品监督管理的要求；

熟悉进出口企业的监督管理规定。

【能力目标】

能够正确进行企业检验检疫监督的申报，能够办理检疫审批和出口质量许可等证书。

【引例】

2015 年 3 月，湖南 E 公司从新西兰进口一批奶牛，3 月 26 日在上海口岸入境，现场检验检疫中发现没有输出国家的官方检疫证书，这批奶牛能否正常入境？应该事先办理哪些手续？

第一节 进出口商品免验

进出口商品免验是国家质检总局对生产企业产品和生产质量体系进行考核和检验，对列入法检目录的进出口商品（部分商品除外），由申请人提出申请，国家质检总局审核批准，可以免于检验的规定。免验的法律法规依据为国家质检总局 2002 年第 23 号令发布的《进出口商品免验办法》，自 2002 年 10 月 1 日起施行。

一、企业申请的条件

申请商品免验的企业须具备以下条件：

（1）进出口商品质量长期稳定，在国际上有良好的信誉，无属于生产责任引起的质量、异议、索赔和退货，检验合格率连续 3 年 100%。

（2）有自己的品牌，国内同行业中产品档次、质量领先。

（3）进出口企业必须建立完善的质量体系。出口商品的生产企业应当由中国出口商品生产企业质量体系（ISO 9000）工作委员会认可，并经国家出入境检验检疫局注册的评审机构考核，获得其颁发的生产企业质量体系评审合格证书。

（4）进出口生产企业应当具有一定的检测能力。

（5）应当符合《进出口商品免验审查条件》的要求。

二、进出口商品的适用范围

列入《法检目录》内的进出口商品可申请进出口商品免验，但是按照规定部分商品不能申请免验。

不能申请免验的商品种类包括：

（1）食品、动植物及其产品；

（2）危险品及危险品包装；

（3）品质波动大或者散装运输的商品；

（4）需出具检验检疫证书或者依据检验检疫证书所列重量、数量、品质等计价结汇的商品。

三、免验证书申请

（一）管理机构

（1）进口商品免验：国家质检总局。

（2）出口商品免验：先向直属检验检疫局提出申请，直属局初审合格后，向国家质检总局提出正式申请。

（二）申请程序

1. 提交文件

申请人提出申请，向国家质检总局提交相关文件资料，包括：

（1）《进出口商品免验申请书》；

（2）ISO 9000 质量管理体系或与申请免验商品特点相应的管理体系认证证书、质量标准；

（3）检验检疫机构出具的合格率证明、初审报告、用户意见等。

2. 文件审核

国家质检总局对申请人提交的文件进行审核，并于 1 个月内做出是否予以受理的决定。

3. 专家审查组审查

国家质检总局受理申请后，组成免验专家审查组，在 3 个月内完成考核、审查。专家审查组主要审查下列内容：

（1）申请人提交的免验申请表及有关材料；

（2）检验检疫机构初审表及审查报告；

（3）研究制定具体免验审查方案并向申请人宣布审查方案；

（4）对申请免验的商品进行检验和测试，并提出检测报告；

（5）按照免验审查方案和《进出口商品免验审查条件》对生产企业进行考核。

（6）根据现场考核情况，向国家质检总局提交免验审查情况的报告，并明确是否免验的意见，同时填写《进出口商品免验审查报告》。

4. 处理结果

国家质检总局根据审查组提交的审查报告，对申请人提出的免验申请进行如下处理：

（1）符合规定的，国家质检总局批准其商品免验，并向免验申请人颁发《进出口商品免验证书》（以下简称免验证书）。免验企业可以凭借有效的免验证书、外贸合同、信用证、品质证明、包装合格单等文件办理放行手续。

（2）对不符合规定的，国家质检总局不予批准其商品免验，并书面通知申请人。

（3）未获准进出口商品免验的申请人，自接到书面通知之日起 1 年后，方可再次向检验检疫机构提出免验申请。

（4）对已获免验的进出口商品，需要出具检验检疫证书的，检验检疫机构应当对该批进出口商品实施检验检疫。

四、监督管理

1. 有效期

免验证书的有效期为 3 年。有效期届满前 3 个月，相关企业向国家质检总局提出延期申请，国家质检总局组织复核合格后，重新颁发免验证书。

2. 重新申请

免验企业改变免验商品范围的，应当重新办理申请手续。

3. 年度检查

免验企业每年 1 月底前，向检验检疫机构办理年审，提交上年度免验报告，报告内容包括上年度进出口情况、质量情况、质量管理情况等。

4. 限期整改

免验企业因质量管理工作或者产品质量不符合免验要求的，检验检疫机构责令免验企业限期整改，整改期限为 3～6 个月，整改期间进出口商品暂停免验。限期内完成整改的，向直属检验检疫局提交整改报告，国家质检总局审核合格后方可恢复免验。

5. 注销

免验企业有下列情况之一的，经国家质检总局批准，可对该免验企业做出注销免验的决定：

（1）不符合免验条件的；

（2）经限期整改后仍不符合要求的；

（3）弄虚作假，假冒免验商品进出口的。

被注销免验的企业，自收到注销免验决定通知之日起，不再享受进出口商品免验，3 年后方可重新申请免验。

第二节 出口商品质量许可

为了保证出口商品质量，提高出口商品生产企业的管理水平，国家对涉及安全、卫生等重要的出口商品及其生产企业实施出口质量许可制度。国家质检总局定期下达《实施出口质量许可证产品目录》。凡属《实施出口质量许可证产品目录》内的出口商品，必须获得出口商品质量许可证书，方准出口。各直属检验检疫局凭出口商品质量许可证接受报检。

实施出口商品质量许可的出口商品种类包括机械产品、轻工机电产品、陶瓷产品、纺织机械、玩具、医疗器械产品、煤炭、焦炭、烟花爆竹、冶金轧辊、出口危险品货物包装等。

为避免重复认证，对实施强制性产品认证制度的产品，不再实施出口质量许可证制度。

【小资料】实施出口商品质量许可证的产品目录

一、机械产品

金属切削机床、台钻、砂轮机、锻压机械、木工机械、量具、刃具、磨具、机床附件、叉车、推土机、拖拉机、内燃机（600 马力以下）、中小电机、小功率电机（1 100 瓦以上）、中小水力发电设备、汽轮发电机组、千斤顶、铅酸蓄电池、万用表、安装式电表、电度表（IC 卡式电度表除外）、水表、手动葫芦、电动葫芦、农用泵、电焊条、棉粗纱机、棉细纱机、棉精梳机、梳棉机、并条机、织布机。

二、轻工业机电产品

自行车、电动缝纫机。

三、玩具

布绒玩具、电动玩具（含电子玩具）、机械玩具（含童车）、塑料玩具。

四、日用陶瓷器

五、包装

箱、桶、袋、罐类等。

六、冶金轧辊

注：下列产品已列入"九五"期间实施出口质量许可制度的产品目录，但尚未列入颁证计划：

防爆电机、高压电器、煤炭、焦炭、烟花爆竹。

一、出口质量许可证的申请

本书以出口机电产品为例，对出口质量许可证的程序进行介绍。

生产企业在产品出口三个月前向所在地检验检疫部门领取《出口商品质量许可申请表》，根据 ISO 9000 标准和出口商品质量许可制度对工厂的审查要求，结合本企业的实际情况编制质量手册、程序性文件及其有关质量记录，编制完成后及时提供所在地检验检疫部门进行审查并组织实施。

二、申请时应提供的资料

（1）《出口机电产品质量许可证申请书》；

（2）产品批量生产定型鉴定书；

（3）产品外协及外购件明细表；

（4）申证产品有效期内型式实验报告；

（5）主要工艺装备及设备明细表；

（6）申证产品出厂检验设备明细表。

型式试验加上工厂质量体系评定再加认证后监督（质量体系复查加上工厂和市场抽样检验）。产品型式试验的具体要求包括安全、卫生、环保等方面标准的要求以及商品使用性能、质量等方面标准的要求，产品测试合格后要对工厂的质量管理体系进行审核，审核合格发证，获证后还要进行定期的日常监督检查。通过一套完整的程序，保证出口商品安全、性能方面的质量。

三、申请程序

（1）生产企业向所在地检验检疫部门提交申请，填写申请表，并提交有关材料。

（2）出入境检验检疫机构受理申请后，在收到企业自查报告后，10 日内组织实施工厂质量体系预评审工作。

（3）需要型式试验的，当地检验检疫机构在 10 日内到工厂进行抽样封样，样品由企业 5 日内送至指定检测单位进行检测。

（4）当地检验检疫部门对工厂预审合格后，报直属局认证。

（5）直属局在资料审查合格后 20 个工作日内组成工厂审查小组，对工厂进行正式评审，1～2 天内做出准予许可或者不准予许可的决定。准予许可的，10 个工作日内颁发《出口质量许可证》；不准予许可的，书面说明理由。

四、监督管理

检验检疫机构在监督管理过程中发现获证企业有下列行为之一的，吊销其质量许可证：

（1）产品质量存在严重问题，出现质量索赔或者退货两次，系生产企业责任的。

（2）出口检验连续五批有两批不合格。

（3）限期改进逾期达不到规定要求的。

生产企业自吊销质量许可证之日起六个月内不准办理申请手续。伪造、变造、转让、冒用质量许可证的除吊销其质量许可证外，对直接责任人追究法律责任。

第三节　强制性产品认证

《强制性产品认证管理规定》已于 2009 年 5 月 26 日国家质量监督检验检疫总局会议审议通过，现予公布，自 2009 年 9 月 1 日起施行。

2014 年 1 月 22 日，质检总局、国家认监委根据《中华人民共和国认证认可条例》对机动车儿童乘员用约束系统实施强制性产品认证。2015 年 9 月 1 日起，未获得强制性产品认证证书和未标注强制性产品认证标志的机动车儿童乘员用约束系统，不得出厂、销售、进口或者在其他经营活动中使用。

质检总局、公安部、国家认监委于 2014 年 1 月 28 日根据《中华人民共和国消防法》和《中华人民共和国认证认可条例》决定对部分消防产品实施强制性产品认证。

自 2015 年 9 月 1 日起, 凡列入本强制性产品认证目录内的消防产品, 未获得强制性产品认证证书和未标注强制性产品认证标志的, 不得出厂、销售、进口或者在其他经营活动中使用。

自 2014 年 9 月 1 日起, 委托人可以向指定认证机构提出认证产品的认证委托。

一、主管机构

国家质量监督检验检疫总局（以下简称国家质检总局）主管全国强制性产品认证工作。

国家认证认可监督管理委员会（以下简称国家认监委）负责全国强制性产品认证工作的组织实施、监督管理和综合协调。

地方各级质量技术监督部门和各地出入境检验检疫机构（以下简称地方质检两局）按照各自职责, 依法负责所辖区域内强制性产品认证活动的监督管理和执法查处工作。

二、强制性产品认证范围

为保护国家安全, 防止欺诈行为, 保护人体健康安全、动植物生命健康, 保护环境, 国家规定的相关产品必须经过认证（以下简称强制性产品认证）, 并标注认证标志后, 方可出厂、销售、进口或者在其他经营活动中使用。

国家对实施强制性产品认证的产品, 统一产品目录（以下简称目录）, 统一技术规范的强制性要求、标准和合格评定程序, 统一认证标志, 统一收费标准。

（一）无须办理强制性产品认证的物品

下列物品无须办理强制性产品认证:

（1）外国驻华使馆、领事馆或者国际组织驻华机构及其外交人员的自用物品;

（2）香港、澳门特别行政区政府驻大陆官方机构及其工作人员的自用物品;

（3）入境人员随身从境外带入境内的自用物品;

（4）外国政府援助、赠送的物品;

（5）其他依法无须办理强制性产品认证的情形。

（二）可免于办理强制性产品认证的物品

符合以下条件的, 可免于办理强制性产品认证:

（1）为科研、测试所需的产品;

（2）为考核技术引进生产线所需的零部件;

（3）直接为最终用户维修目的所需的产品;

（4）工厂生产线、成套生产线配套所需的设备、部件（不包含办公用品）;

（5）仅用于商业展示，但不销售的产品；

（6）暂时进口后需退运出关的产品（含展览品）；

（7）以整机全数出口为目的而用一般贸易方式进口的零部件；

（8）以整机全数出口为目的而用进料或者来料加工方式进口的零部件；

（9）其他因特殊用途免予办理强制性产品认证的情形。

列入目录产品的生产者、进口商、销售商或者其代理人可以向所在地出入境检验检疫机构提出免予办理强制性产品认证申请，提交相关证明材料、责任担保书、产品符合性声明（包括型式试验报告）等资料，并根据需要进行产品检测，经批准取得《免予办理强制性产品认证证明》后，方可进口，并按照申报用途使用。

三、强制性产品认证及监督管理

（一）强制性产品认证模式

结合生产企业分类管理的原则，强制性产品认证模式有以下两种：

模式1：型式试验+获证后监督。

模式2：型式试验+企业质量保证能力和产品一致性检查（初始工厂检查）+获证后监督。

获证后监督是指获证后的跟踪检查、生产企业抽样检测或者市场抽样检测三种方式之一或组合。

根据规定，A类企业可采用模式1实施认证。B类、C类、D类生产企业应采用模式2实施认证。

强制性产品认证的委托人可根据自身实际情况，提出适用认证模式的申请。

（二）强制性产品认证程序

1. 认证申请和受理

《强制性产品认证目录》中的产品的生产者、销售者和进口商可作为申请人，向指定的认证机构提出正式的书面申请。

申请人按认证实施规则和认证机构的要求提交技术文件和认证样品，并就有关事宜与认证机构签署有关协议（与申请书合并亦可）。

申请人不是产品的生产者时，申请人应就认证实施事宜与产品的生产者签署有关文件，对文件审查、样品检测、工厂审查、标志使用以及获证后的监督等事宜做出安排。

申请人也可以委托代理人代理认证申请，但代理人须获得国家认监委的注册资格。

2. 型式试验

型式试验是认证程序的核心环节，由指定的检测机构按照认证实施规则和认证机构的要求具体实施。特殊情况下也可由认证机构按照国家认监委的要求安排利用工厂的资源进行。

当产品为特殊制品如化学制品时，型式试验这一环节将被抽样试验替代。

3. 工厂审查

工厂审查由认证机构或指定检查机构按照认证实施规则要求进行。工厂审查包括两部分内容：一是产品的一致性审查，包括对产品结构、规格型号、重要材料或零部件等的核查；二是对工厂的质量保证能力的审查。原则上，工厂审查将在产品试验完成后进行。如有特殊情况，根据申请人的要求，认证机构也可安排提前进行工厂审查，并根据需要对审查的人员、日期做出恰当安排。获得授权认证机构的管理体系认证证书的工厂，其质量保证能力中体系部分的审查可以简化或省去。

4. 抽样检测

抽样检测是针对不适宜型式试验的产品设计的一个环节和工厂审查时对产品的一致性有质疑时的检测。为方便企业，抽样一般安排在工厂审查时进行，也可根据申请人要求，事先派人抽样，检测合格后再做工厂审查。

5. 认证结果评价与批准

认证机构应根据检测和工厂审查结果进行评价，做出认证决定并通知申请人。原则上，自认证机构受理认证申请之日起到做出认证决定的时间不超过90日。

6. 获证后的监督

为保证认证证书的持续有效性，对获得认证的产品根据产品特点安排获证后的监督。

中国质量认证中心承担国家强制性产品认证流程、如图3-1所示。

（三）后续监管

国家认监委对认证机构、检查机构和实验室的认证、检查和检测活动实施年度监督检查和不定期的专项监督检查。

1. 注销认证证书的原因

（1）认证证书有效期届满，认证委托人未申请延期使用的；

（2）认证委托人、生产厂由于企业破产、倒闭、解散、生产结构调整等原因致使获证产品不再生产，认证委托人主动放弃保持认证证书的；

（3）获证产品型号已列入国家明令淘汰或者禁止生产的产品目录的；

（4）认证委托人申请注销的；

（5）其他应当注销认证证书的情形。

2. 停业整顿

认证机构、检查机构、实验室有下列情形之一的，国家认监委应当责令其停业整顿：

（1）增加、减少、遗漏或者变更认证基本规范、认证规则规定的程序的；

（2）未对其认证的产品实施有效的跟踪调查，或者发现其认证的产品不能持续符合认

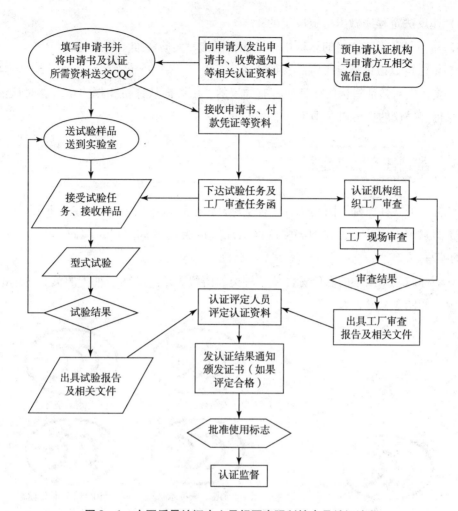

图 3 - 1　中国质量认证中心承担国家强制性产品认证流程

证要求，不及时暂停或者撤销认证证书并予以公布的；

（3）未对认证、检查、检测过程做出完整记录，归档留存，情节严重的；

（4）使用未取得相应资质的人员从事认证、检查、检测活动的，情节严重的；

（5）未对认证委托人提供样品的真实性进行有效审查的；

（6）阻挠、干扰监管部门认证执法检查的；

（7）对不属于目录内产品进行强制性产品认证的；

（8）其他违反法律法规规定的。

3. 撤销机构的指定

国家认监委根据利害关系人的请求或者依据职权，可以撤销对认证机构、检查机构、实验室的指定：

（1）工作人员滥用职权、玩忽职守做出指定决定的；

（2）超越法定职权做出指定决定的；

（3）违反法定程序做出指定决定的；

（4）对不具备指定资格的认证机构、检查机构、实验室准予指定的；

（5）依法可以撤销指定决定的其他情形。

认证委托人对认证机构的认证决定有异议的，可以向认证机构提出申诉，对认证机构处理结果仍有异议的，可以向国家认监委申诉。

四、强制性产品认证标志

认证标志的式样由基本图案、认证种类标注组成，基本图案如图3－2所示。

基本图案中"CCC"为"中国强制性认证"的英文名称"China Compulsory Certification"的缩写。

在认证标志基本图案的右侧标注认证种类，由代表该产品认证种类的英文单词的缩写字母组成。如图3－3所示。

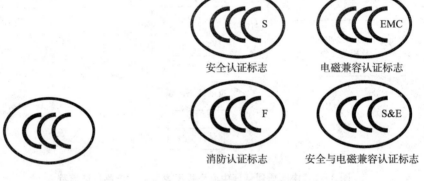

安全认证标志   电磁兼容认证标志

消防认证标志   安全与电磁兼容认证标志

图3－2　强制性产品认证标志　　　　图3－3　不同种类的认证标志

国家认监委根据强制性产品认证工作的需要，制定有关认证种类标注的具体要求。

【小资料】2015年9月1日起实行部分消防产品3C认证目录（节选）

火灾报警产品：

线型感温火灾探测器

家用火灾报警产品

城市消防远程监控产品

可燃气体报警产品

火灾防护产品防火涂料：

防火封堵材料

耐火电缆槽盒

阻火抑爆产品

建筑耐火构件防火门：

防火玻璃

防火卷帘

消防装备产品消防员个人防护装备：

消防摩托车

抢险救援产品

消防水带消防吸水胶管

灭火剂气体灭火剂：

A 类泡沫灭火剂

灭火器手提式灭火器：

推车式灭火器简易式灭火器

第四节　进境动物隔离检疫监督管理

一、适用范围

进境动物隔离场是指专用于进境动物隔离检疫的场所。进境动物隔离场有两类，一是国家质检总局设立的动物隔离检疫场所（以下简称国家隔离场），二是各直属检验检疫局指定的动物隔离场所（以下简称指定隔离场）。

二、主管部门

国家质检总局主管全国进境动物隔离场的监督管理工作。

国家质检总局设在各地的出入境检验检疫机构（以下简称检验检疫机构）负责辖区内进境动物隔离场的监督管理工作。

使用国家隔离场，应当经国家质检总局批准。使用指定隔离场，应当经所在地直属检验检疫局批准。

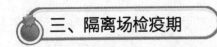

三、隔离场检疫期

进境种用大中动物隔离检疫期为 45 天，其他动物隔离检疫期为 30 天。需要延长或者缩短隔离检疫期的，应当报经国家质检总局批准。

进境种用大中动物应当在国家隔离场隔离检疫，当国家隔离场不能满足需求，需要在指定隔离场隔离检疫时，应当报经国家质检总局批准。

进境种用大中动物之外的其他动物应当在国家隔离场或者指定隔离场隔离检疫。

四、隔离场申请程序

（一）申请

1. 国家隔离场

申请使用国家隔离场的，应当向国家质检总局提交如下材料：

（1）填制真实准确的《中华人民共和国进境动物隔离检疫场使用申请表》；

（2）使用人（法人或者自然人）身份证明材料复印件；

（3）对外贸易经营权证明材料复印件；

（4）进境动物从入境口岸进入隔离场的运输安排计划和运输路线；

（5）国家质检总局要求的其他材料。

2. 指定隔离场

申请使用指定隔离场的，使用人应当在办理《中华人民共和国进境动植物检疫许可证》前，向所在地直属检验检疫局提交如下材料：

（1）填制真实准确的《中华人民共和国进境动物隔离检疫场使用申请表》；

（2）使用人（法人或者自然人）身份证明材料复印件；

（3）对外贸易经营权证明材料复印件；

（4）隔离场整体平面图及显示隔离场主要设施和环境的照片；

（5）隔离场动物防疫、饲养管理等制度；

（6）由县级或者县级以上兽医行政主管部门出具的隔离场所在地未发生《中华人民共和国进境动物一、二类传染病、寄生虫病名录》和《中华人民共和国一、二、三类动物疫病病种名录》中规定的与隔离检疫动物相关的一类动物传染病证明；

（7）进境动物从入境口岸进入隔离场的运输安排计划和运输路线；

（8）当隔离场的使用人与所有人不一致时，使用人还须提供与所有人签订的隔离场使用协议；

（9）检验检疫机构要求的其他材料。

（二）审核

国家质检总局、直属检验检疫局应当按照规定对隔离场使用申请进行审核。

隔离场使用人申请材料不齐全或者不符合法定形式的，应当当场或者在 5 个工作日内一次性告知使用人需要补正的全部内容，逾期不告知的，自收到申请材料之日起即为受理。

受理申请后，国家质检总局、直属检验检疫局应当根据规定，对使用人提供的有关材料进行审核，并对申请使用的隔离场组织实地考核。

申请使用指定隔离场用于隔离种用大中动物的，由直属检验检疫局审核提出审核意见报国家质检总局批准；用于种用大中动物之外的其他动物隔离检疫的，由直属检验检疫局审核、批准。

（三）批准

国家质检总局、直属检验检疫局应当自受理申请之日起 20 个工作日内做出书面审批意见（现场考核评审时间不计入 20 个工作日内）。

经审核合格，直属检验检疫局受理的，由直属检验检疫局签发《隔离场使用证》。

国家质检总局受理的，由国家质检总局在签发的《中华人民共和国进境动植物检疫许可证》中列明批准内容。

20 个工作日内不能做出决定的，经本机构负责人批准，可以延长 10 个工作日，并应当将延长期限的理由告知使用人。

其他法律、法规另有规定的，依照其规定执行。不予批准的，应当书面说明理由，告知申请人享有依法申请行政复议或者提起行政诉讼的权利。

五、有效期及监督管理

（一）有效期

《隔离场使用证》有效期为 6 个月。《隔离场使用证》的使用一次有效。同一隔离场再次申请使用的，应当重新办理审批手续。两次使用的间隔期间不得少于 30 天。

（二）重新申请办理

（1）《隔离场使用证》超过有效期的；

（2）《隔离场使用证》内容发生变更的；

（3）隔离场设施和环境卫生条件发生改变的。

（三）撤回

（1）隔离场原有设施和环境卫生条件发生改变，不符合隔离动物检疫条件和要求的。

（2）隔离场所在地发生一类动物传染病、寄生虫病或者其他突发事件的。

（3）使用人以欺骗、贿赂等不正当手段取得《隔离场使用证》的，检验检疫机构应当依法将其《隔离场使用证》撤销。

第五节　进境动植物检疫审批

检疫审批是指国家质检总局及设在各地的检验检疫机构（或其他审批机构）根据货主或者代理人的申请，依据国家有关法律、法规的规定，对申请人从国外引进动植物、动植物产品或在中国境内运输过境动物的要求进行审批。

检疫审批必须事先提出申请，进口单位办理检疫审批，了解法定检疫要求并将其订入合同或协议，可以避免盲目进口属于禁止进境或过境的检疫物，或者货物因不符合相关法律法规要求而被退回或销毁，避免或减少经济损失。

一、审批范围

对《进出境动植物检疫法》及其实施条例以及国家有关规定需要审批的进境动物（含过境动物）、动植物产品和需要特许审批的禁止进境物，以及《农业转基因生物安全管理条例》规定的过境转基因产品的检疫审批。

国家质量监督检验检疫总局（以下简称国家质检总局）根据法律法规的有关规定以及国务院有关部门发布的禁止进境物名录，制定、调整并发布需要检疫审批的动植物及其产品名录。

二、主管机构

国家质检总局统一管理进境动植物检疫审批工作。国家质检总局或者国家质检总局授权的其他审批机构（以下简称审批机构）负责签发《中华人民共和国进境动植物检疫许可证》（以下简称《检疫许可证》）和《中华人民共和国进境动植物检疫许可证申请未获批准通知单》（以下简称《检疫许可证申请未获批准通知单》）。

各直属出入境检验检疫机构（以下简称初审机构）负责所辖地区进境动植物检疫审批申请的初审工作。

三、检验审批种类

进境动植物及其产品需要检疫审批的种类包括动物检疫审批、植物检疫审批、特许审批和过境检疫审批等。

（一）动物检疫审批

1. 动物

指饲养、野生的活动物，如畜、禽、兽、蛇、龟、虾、蟹、贝、鱼、蚕、蜂等。

2. 动物繁殖材料

胚胎、精液、受精卵、种蛋及其他动物遗传物质。

3. 食用性动物产品（动物源性食品）

动物肉类及其产品（含脏器）、鲜蛋、鲜奶、动物源性中药材、特殊营养食品（如燕窝）、动物源性化妆品原料。但不包括水产品、蜂产品、蛋制品（鲜蛋除外）、奶制品（鲜奶除外）、熟制肉类产品（如香肠、火腿、肉类罐头、食用高温炼制动物油脂）。

4. 非食用性动物产品

原毛（包括羽毛），原皮，生的骨、角、蹄，明胶，蚕茧，动物源性饲料及饲料添加剂，鱼粉，肉粉，骨粉，肉骨粉，油脂，血粉，血液等，含有动物成分的有机肥料。

（二）植物检疫审批

1. 果蔬类

新鲜水果、番茄、茄子、辣椒果实。

2. 烟草类

烟叶及烟草薄片。

3. 粮谷类

小麦、玉米、稻谷、大麦、黑麦、高粱等。

4. 豆类

大豆、绿豆、豌豆、赤豆、蚕豆、鹰嘴豆等。

5. 薯类

马铃薯、木薯、甘薯等。

6. 饲料类

麦麸、豆饼、豆粕等。

7. 植物繁殖材料

植物种子、种苗及其他繁殖材料。

8. 植物栽培介质

除土壤外的所有由一种或几种混合的具有储存养分、保存水分、透气良好和固定植物等作用的人工或天然固体物质组成的栽培介质。

（三）特许审批

（1）动植物病原体（包括菌种、毒种等）、害虫及其他有害生物。

（2）动植物疫情流行的国家和地区的有关动植物、动植物产品和其他检疫物。

（3）动物尸体。

（4）土壤。

植物检疫特殊审批名录按《中华人民共和国进境植物检疫禁止进境物名录》执行。

（四）过境检疫审批

过境动物和农业转基因产品。

（五）农业林业部门审批

农业或林业行政主管部门根据职能分工负责非禁止进境的种子、苗木的检疫审批。

引进《中华人民共和国进境植物检疫禁止进境物名录》以外的种子、苗木等植物繁殖材料的，货主或其代理人应事先向农业或林业行政主管部门办理审批，取得《引进种子、苗木检疫审批单》或《引进林木种子、苗木和其他繁殖材料检疫审批单》。

引种单位、个人或其代理人应在植物繁殖材料进境前10～15日，将《进境动植物检疫许可证》或《引进种子、苗木检疫审批单》送交入境口岸直属检验检疫机构办理备案手续。

（六）已取消检验审批的动植物产品

为了进一步完善进境动植物检疫审批工作，国家质检总局经过风险评估，取消以下动植物产品的进境检疫审批规定：

1. 动物产品

蓝湿（干）皮、已鞣制皮毛、洗净羽绒、洗净毛、碳化毛、毛条、贝壳类、水产品、蜂产品、蛋制品（不含鲜蛋）、奶制品（鲜奶除外）、熟制肉类产品（如香肠、火腿、肉类罐头、食用高温炼制动物油脂）。

2. 植物产品

粮食加工品（大米、面粉、米粉、淀粉等）、薯类加工品（马铃薯细粉等）、植物源性饲料添加剂、乳酸菌、酵母菌等。

四、申请程序

（一）申请人

申请办理检疫审批手续的单位（以下简称申请单位）应当是具有独立法人资格并直接对外签订贸易合同或者协议的单位。

过境动物和过境转基因产品的申请单位应当是具有独立法人资格并直接对外签订贸易合同或者协议的单位或者其代理人。

（二）申请时提交的资料

申请检验审批时要提交申请单位法人资格证明文件，按规定可以核销的进境动植物产品，同一申请单位第二次申请的时候，应当提供上一次的许可证。

1. 特许审批

（1）书面申请报告（详细说明进口禁止进境物的品种、产地、数量、引进方式及用途、进境后的防疫措施等）；

（2）省部级科研立项报告及相关主管部门的批准立项证明文件。

2．过境动物检疫审批

（1）说明过境路线；

（2）输出国家或者地区官方检疫证书（复印件）；

（3）输入国家或者地区官方检疫部门出具的准许动物进境的证明文件。

3．肉类检疫审批

申请单位非质检总局批准的指定注册存放冷库的，申请时须随附经所在地检验检疫机构确认的与指定的注册存放冷库签订的存储协议。

4．原毛（包括羽毛、羽绒）类检疫审批

（1）加工厂所在地直属检验检疫局出具的对加工厂生产、仓储、下脚料无害化处理、防疫能力等情况的考核报告；

（2）申请单位与生产、加工、存放企业不一致的，申请单位提交与生产、加工、存放企业签订的合同或协议；

（3）生产加工存放单位考核报告。

5．饲料检疫审批

（1）农业部《饲料登记许可证》；

（2）输出国家或地区官方检疫证书（复印件）；

（3）加工厂所在地直属检验检疫局出具的对加工厂生产、仓储、下脚料无害化处理、防疫能力等情况的考核报告；

（4）申请单位与生产、加工、存放企业不一致的，申请单位提交与生产、加工、存放企业签订的合同或协议；

（5）进口混合性动物饲料、饲料添加剂，除提供上述述材料外，还须提供饲料成分中动物的蛋白源自何种动物产品的有关说明。

6．动物（含动物繁殖材料）检疫审批

（1）国家质检总局或直属局签发的《进出境动物隔离检疫场许可证》；

（2）不含动物源性成分的植物源有机肥不用审批。

7．烟草检疫审批

（1）加工厂所在地直属检验检疫局出具的对加工厂生产、仓储、下脚料无害化处理、防疫能力等情况的考核报告；

（2）申请单位与生产、加工、存放企业不一致的，申请单位提交与生产、加工、存放企业签订的合同或协议。

8．栽培介质检疫审批

（1）申请单位应提供介质的成分、加工工艺流程、介质进口用途、使用范围，以及防止有害生物及土壤感染的措施等材料；

（2）首次申请进口栽培介质，申请单位向国家质检总局指定的实验室提供 1.5~2 千克检测样品，并在申请时注明已送样检测；

（3）再次进口来自同一境外供货商的栽培介质，进口单位应向受理机构提供前一次许可证原件及复印件。

9. 水果检疫审批

（1）定点存放库考核报告；

（2）申请单位与存放冷库不一致的，提交水果租用定点冷库合同或协议。

10. 粮谷类、豆类、薯类检疫审批

（1）加工厂所在地直属检验检疫局出具的对加工厂生产、仓储、下脚料无害化处理、防疫能力等情况的考核报告；

（2）申请单位与生产、加工、存放企业不一致的，申请单位提交与生产、加工、存放企业签订的合同或协议；

（3）进口小麦、玉米，申请单位还需向受理机构提供《中华人民共和国农产品进口关税配额证》复印件。

11. 转基因产品检疫审批

必须提供农业部转基因生物安全证书和标识证明文件。

12. 退运货物审批

以上进境前须办理检疫审批的产品出口后因各种原因需退运回国的，需提交以下资料：

（1）退货情况说明；

（2）货物出境时的相关单证（如通关单、检疫证书、报关单等）。

（三）初审

（1）申请单位提交的材料是否齐全；

（2）输出和途经国家或者地区有无相关的动植物疫情；

（3）是否符合中国有关动植物检疫法律法规和部门规章的规定；

（4）是否符合中国与输出国家或者地区签订的双边检疫协定（包括检疫协议、议定书、备忘录等）；

（5）进境后需要对生产、加工过程实施检疫监督的动植物及其产品，审查其运输、生产、加工、存放及处理等环节是否符合检疫防疫及监管条件，根据生产、加工企业的加工能力核定其进境数量。

（四）审核批准

（1）国家质检总局或者初审机构认为必要时，可以组织有关专家对申请进境的产品进行风险分析，申请单位有义务提供有关资料和样品进行检测。

（2）国家质检总局根据审核情况，自收到初审机构提交的初审材料之日起30个工作日内签发《检疫许可证》或者《检疫许可证申请未获批准通知单》。

（3）属于农业转基因生物在中华人民共和国过境的，国家质检总局应当在规定期限内做出批准或者不批准的决定，并通知申请单位。

 五、有效期及监督管理

（一）有效期

（1）《进境动植物检疫许可证》的有效期分别为 6 个月或者一次有效。除对活动物签发的《检疫许可证》外，不得跨年度使用。

（2）农业部门或林业部门签发的《引进种子、苗木检疫审批单》和《引进林木种子、苗木和其他繁殖材料检疫审批单》的有效期为 3 个月。

（二）监督管理

1. 重新申请办理

有下列情况之一的，申请单位应当重新申请办理《检疫许可证》：

（1）变更进境检疫物的品种或者超过许可数量百分之五以上的；

（2）变更输出国家或者地区的；

（3）变更进境口岸、指运地或者运输路线的。

2. 失效、废止或终止使用

有下列情况之一的，《检疫许可证》失效、废止或者终止使用：

（1）超过有效期的自行失效；

（2）在许可范围内，分批进口、多次报检使用的，许可数量全部核销完毕的自行失效；

（3）国家依法发布禁止有关检疫物进境的公告或者禁令后，已签发的有关《检疫许可证》自动废止；

（4）申请单位违反检疫审批的有关规定，国家质检总局可以终止已签发的《检疫许可证》的使用。

申请单位取得许可证后，不得买卖或者转让。口岸检验检疫机构在受理报检时，必须审核许可证的申请单位与检验检疫证书上的收货人、贸易合同的签约方是否一致，不一致的不得受理报检。

附：中华人民共和国进境植物检疫禁止进境物名录

禁止进境物	禁止进境的原因 （防止传入的危险病虫害）	禁止的国家或地区
玉米种子 （Zea mays）	玉米细菌性枯萎病 Erwinia stewartii（E. F. Smith）Dye	**亚洲：**越南、泰国 **欧洲：**独联体国家、波兰、瑞士、意大利、罗马尼亚、南斯拉夫 **美洲：**加拿大、美国、墨西哥

续表

禁止进境物	禁止进境的原因 （防止传入的危险病虫害）	禁止的国家或地区
大豆种子 （Glycine max）	大豆疫病菌 Phytophthora megasperma（D.） f. sp. glycinea K. & E.	**亚洲**：日本 **欧洲**：英国、法国、独联体国家、德国 **美洲**：加拿大、美国 **大洋洲**：澳大利亚、新西兰
马铃薯 （Solanum tuberosvm） 种用块茎及 其他繁殖材料	马铃薯黄矮病毒 Potato yellow dwarf virus 马铃薯帚顶病毒 Potato mop- top virus 马铃薯金线虫 Giobodera pallida（wollen.） Skarbilovich 马铃薯白线虫 Giobodera pallida（Stone）Muivey & Stone 马铃薯癌肿病 Synchytyium endobioticum （Schilb.）Percival	**亚洲**：日本、印度、巴勒斯坦、黎巴嫩、尼泊尔、以色列、缅甸 **欧洲**：丹麦、挪威、瑞典、独联体国家、波兰、捷克斯洛伐克、匈牙利、保加利亚、芬兰、冰岛、德国、奥地利、瑞士、荷兰、比利时、英国、爱尔兰、法国、西班牙、葡萄牙、意大利 **非洲**：突尼斯、阿尔及利亚、南非、肯尼亚、坦桑尼亚、津巴布韦 **美洲**：加拿大、美国、墨西哥、巴拿马、委内瑞拉、秘鲁、阿根廷、巴西、厄瓜多尔、玻利维亚、智利 **大洋洲**：澳大利亚、新西兰
榆属苗、插条 （Ulmus spp.）	榆枯萎病 Ceratocystis ulmi（Buisman）Moreall	**亚洲**：印度、伊朗、土耳其 **欧洲**：各国 **美洲**：加拿大、美国
松属苗、接穗 （Pinus spp.）	松材线虫 Bursaphelenchus xylophilus （Steiner & Buhrer）Nckle 松突团蚧 Hemiberlesia pitysophila Takagi	**亚洲**：朝鲜，日本，中国香港、澳门 **欧洲**：法国 **美洲**：美国、加拿大
橡胶属 牙苗、籽 （Hevea spp.）	橡胶南美叶疫病菌 Microcyclus ulei（P. Henn）Von. Arx	**美洲**：墨西哥、中美洲及南美洲各国
烟属 （Nicotiana spp.） 繁殖材料 烟叶	烟霜霉病菌 Peronospora hyoscyami de Bary f. sp. tabacia（Adam）Skalicky	**亚洲**：缅甸、伊朗、也门、伊拉克、叙利亚、黎巴嫩、约旦、以色列、土耳其 **欧洲**：各国 **非洲**：埃及、利比亚、突尼斯、阿尔及利亚、摩洛哥 **美洲**：加拿大、美国、墨西哥、危地马拉、萨尔瓦多、古巴、多米尼加、巴西、智利、阿根廷、乌拉圭 **大洋洲**：各国

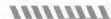

续表

禁止进境物	禁止进境的原因 （防止传入的危险病虫害）	禁止的国家或地区
水果及茄子、辣椒、番茄果实	地中海实蝇 Ceratitis capitata（Wiedemann）	**亚洲：**印度、伊朗、沙特阿拉伯、叙利亚、黎巴嫩、约旦、巴勒斯坦、以色列、塞浦路斯、土耳其 **欧洲：**匈牙利、德国、奥地利、比利时、法国、西班牙、葡萄牙、意大利、马耳他、南斯拉夫、阿尔巴尼亚、希腊 **非洲：**埃及、利比亚、突尼斯、阿尔及利亚、摩洛哥、塞内加尔、布基纳法索、马里、几内亚、塞拉利昂、利比里亚、加纳、多哥、贝宁、尼日尔、尼日利亚、喀麦隆、苏丹、埃塞俄比亚、肯尼亚、乌干达、坦桑尼亚、卢旺达、布隆迪、扎伊尔、安哥拉、赞比亚、马拉维、莫桑比克、马达加斯加、毛里求斯、留尼汪、津巴布韦、博茨瓦纳、南非 **美洲：**美国（包括夏威夷）、墨西哥、危地马拉、萨尔瓦多、洪都拉斯、尼加拉瓜、巴拿马、牙买加、委内瑞拉、秘鲁、巴西、玻利维亚、智利、阿根廷、乌拉圭 **大洋洲：**澳大利亚
植物病原体（包括菌种、毒种）、害虫生物体及其他转基因生物材料	根据《中华人民共和国进出境动植物检疫法》第5条规定	所有国家或地区
土壤	同上	所有国家或地区

（注：因科学研究等特殊需要引进本表所列禁止进境的，必须事先提出申请，经国家动植物检疫机关批准。）

第六节 出入境检验检疫标志

出入境检验检疫标志是指出入境检验检疫机构根据国家法律法规及有关国际条约、双边协定，加施在经检验检疫合格的检验检疫物上的证明性标记。

入境货物应当加施标志而未加施标志的，不准销售、使用；出境货物应当加施标志而未加施标志的，不准出境。

强制性产品认证标志和其他认证标志按照国家有关规定执行，不在本节内。

一、主管部门

国家出入境检验检疫局负责标志的制定、发放和监督管理工作。各地的出入境检验检疫机构负责标志加施和标志使用的监督管理。

二、标志的制定

标志由国家检验检疫局指定的专业标志制作单位按规定要求制作。标志式样为圆形，正面文字为"中国检验检疫"及其英文缩写"CIQ"，背面加注九位数码流水号。标志规格分为直径 10 mm、20 mm、30 mm、50 mm 四种。

三、标志的使用

（1）标志应由检验检疫地的检验检疫机构监督加施。

（2）入境货物需要在检验检疫地以外的销售地、使用地加施标志的，进口商应在报检时提出申请，检验检疫机构将检验检疫证书副本送交销售地、使用地检验检疫机构，销售人、使用人持证书向销售地、使用地检验检疫机构申请监督加施标志。

（3）入境货物需要分销数地的，进口商应在报检时提出申请，检验检疫机构按分销批数分证，证书副本送交分销地检验检疫机构。由销售人持证书向分销地检验检疫机构申请监督加施标志。

（4）出境货物标志加施情况由检验检疫地的检验检疫机构在检验检疫证书、《检验检疫换证凭单》中注明，出境口岸检验检疫机构查验换证时核查。

（5）经香港、澳门转口的入境货物需加施标志的，由国家检验检疫局指定的机构负责。

四、监督管理

（1）监督管理的场所：流通领域的监督检查；口岸核查；在生产现场、港口、机场、车站、仓库实施监督抽查。

（2）出入境货物应加施标志而未加施标志的，销售、使用应加施标志而无标志货物的，或者不按规定使用标志的，按检验检疫有关法律法规、规章的规定处理。

（3）伪造、变造、盗用、买卖、涂改标志，或者擅自调换、损毁加施在检验检疫物上的标志的，按照检验检疫法律法规规定给予行政处罚；构成犯罪的，对直接责任人员追究刑事责任。

第七节 出口工业产品企业分类管理

为鼓励出口工业产品生产企业诚实守信,增强责任意识,促进出口产品质量提高,规范对出口工业产品生产企业的检验监管工作,提高检验监管有效性,国家质检总局制定并发布《出口工业产品企业分类管理办法》并于 2009 年 8 月 1 日起施行。

一、适用范围

出口工业产品生产企业按照企业信用、质量保证能力、产品质量状况和产品的风险等级,将出口工业产品的生产企业按照一类、二类、三类、四类企业四个类别进行分类。出口食品、动植物产品生产企业不按照本办法进行监督管理。

检验检疫机构对出口工业产品按照高风险、较高风险和一般风险三个级别进行分级。

二、主管部门

国家质量监督检验检疫总局主管全国出口工业产品生产企业分类管理工作。

各地的直属出入境检验检疫局负责所辖地区出口工业产品生产企业分类管理工作的组织和监督管理。

各地的出入境检验检疫机构负责所辖地区出口工业产品生产企业分类评定以及日常检验监管工作。

三、企业分类标准

出口工业产品生产企业分类评定标准应当包括以下要素:

(1) 企业信用情况;

(2) 企业生产条件;

(3) 企业检测能力;

(4) 企业人员素质;

(5) 原材料供应方管理能力;

(6) 企业出口产品被预警、索赔、退货及投诉情况;

(7) 企业产品追溯能力;

(8) 企业质量管理体系建立情况;

（9）其他影响企业质量保证能力情况。

四、企业类别

根据综合评定结果将出口工业产品生产企业分为以下四种类别：

（1）综合评定结果优秀的为一类企业；

（2）综合评定结果良好的为二类企业；

（3）综合评定结果一般的为三类企业；

（4）综合评定结果差的为四类企业。

评定为一类、四类企业的综合评定结果应当经直属检验检疫局审核。

企业分类管理期限一般为三年，检验检疫机构可以根据企业具体情况进行动态调整。

检验检疫机构对首次出口生产企业按照三类企业管理。

五、产品风险等级

（一）评价标准

（1）产品特性；

（2）质量数据（如产品不合格情况，国内外质量安全风险预警，退货、索赔和投诉情况等）；

（3）敏感因子（如进口国或者地区的标准和法规、产品的社会关注度、贸易方式等）。

（二）风险等级

出口工业产品分为高风险、较高风险和一般风险三级。

高风险产品目录由国家质检总局发布、调整。各直属检验检疫局结合辖区内的实际情况经评估后，可以增加本地区的高风险产品目录，并报国家质检总局备案。

较高风险、一般风险产品分级由直属检验检疫局确定，并报国家质检总局备案。

六、检验监管

检验检疫机构按照不同的企业类别和产品风险等级分别采用特别监管、严密监管、一般监管、验证监管、信用监管五种不同的检验监管方式。

（1）特别监管方式是指检验检疫机构在监督企业整改基础上，对企业出口工业产品实施全数检验。

（2）严密监管方式是指检验检疫机构对企业实施严格的监督检查，对其出口的工业产品实施逐批检验。

（3）一般监管方式是指检验检疫机构对企业实施监督检查，对其出口的工业产品实施抽批检验。

（4）验证监管方式是指检验检疫机构对企业实施监督检查，对相关证明文件与出口工业产品实施符合性审查，必要时实施抽批检验。

（5）信用监管方式是指检验检疫机构对企业实施常规的监督检查。

七、各类企业的监管方式

（1）一类企业出口工业产品时，检验检疫机构按照以下方式进行检验监管：

①产品为高风险的，按照验证监管方式或者信用监管方式；

②产品为较高风险或者一般风险的，按照信用监管方式。

（2）二类企业出口工业产品时，检验检疫机构按照以下方式进行检验监管：

①产品为高风险的，按照一般监管方式；

②产品为较高风险的，按照一般监管方式或者验证监管方式；

③产品为一般风险的，按照验证监管方式。

（3）三类企业出口工业产品时，检验检疫机构按照以下方式进行检验监管：

①产品为高风险的，按照严密监管方式；

②产品为较高风险的，按照严密监管方式或者一般监管方式；

③产品为一般风险的，按照一般监管方式。

（4）四类企业出口工业产品时，检验检疫机构按照特别监管方式进行检验监管。

（5）检验检疫机构对需出具检验检疫证书或者依据检验检疫证书所列重量、数量、品质等计价结汇的出口工业产品，实施逐批检验。

（6）检验检疫机构对下列产品按照严密监管方式进行检验监管：

①列入国家标准公布的《危险货物品名表》《剧毒化学品目录》等的商品及其包装；

②品质波动大或者散装运输的出口产品；

③国家质检总局规定必须实施严密监管的其他产品。

八、降级管理

出口工业产品生产企业有下列情形之一的，检验检疫机构应当视情节轻重作降类处理，调整其监管方式，加严检验监管：

（1）违反检验检疫法律、行政法规及规章规定，受到检验检疫机构行政处罚的；

（2）企业质量保证能力存在隐患的；

（3）抽查检验连续出现不合格批次的；

（4）受到相关风险预警通报、通告或者公告的；

（5）因产品质量或者安全问题被国外召回、退货或者造成不良影响，确属企业责任的；

(6) 超过一年未出口产品的；

(7) 发生其他不诚信行为的。

降类企业完成整改后可以向检验检疫机构报告，检验检疫机构应当在 20 个工作日内对企业重新进行评估。

第八节　进出口商品查封、扣押

为规范出入境检验检疫查封、扣押工作，维护国家利益、社会公共利益和公民、法人、其他组织的合法权益，保证检验检疫机构依法履行职责，依照《中华人民共和国进出口商品检验法》及其实施条例、《中华人民共和国进出境动植物检疫法》及其实施条例、《中华人民共和国食品卫生法》《国务院关于加强食品等产品安全监督管理的特别规定》的规定，国家质检总局公布了《出入境检验检疫查封、扣押管理规定》，自 2008 年 10 月 1 日起执行。

一、适用范围

查封、扣押是指出入境检验检疫机构依法实施的核查、封存或者留置等行政强制措施。

有下列情形之一的，检验检疫机构可以实施查封、扣押：

(1) 法定检验的进出口商品经书面审查、现场查验、感官检查或者初步检测后有证据证明涉及人身财产安全、健康、环境保护项目不合格的；

(2) 非法定检验的进出口商品经抽查检验涉及人身财产安全、健康、环境保护项目不合格的；

(3) 不符合法定要求的进出口食品、食用农产品等与人体健康和生命安全有关的产品，违法使用的原料、辅料、添加剂、农业投入品以及用于违法生产的工具、设备；

(4) 进出口食品、食用农产品等与人体健康和生命安全有关的产品的生产经营场所存在危害人体健康和生命安全重大隐患的；

(5) 在涉及进出口食品、食用农产品等与人体健康和生命安全有关的产品的违法行为中，存在与违法行为有关的合同、票据、账簿以及其他有关资料的。

属于海关监管的或者已被其他行政机关查封、扣押的，检验检疫机构暂不实施查封、扣押。

二、主管部门

国家质检总局负责全国出入境检验检疫查封、扣押的管理和监督检查工作。各地的出入境检验检疫机构负责查封、扣押的实施。

查封、扣押一般由违法行为发生地的检验检疫机构按照属地管辖的原则实施。

检验检疫机构需要异地实施查封、扣押的，应当及时通知异地检验检疫机构，异地检验检疫机构应当予以配合。

三、基本规定

（1）检验检疫机构实施查封、扣押应当适当，以最小损害当事人的权益为原则。

（2）公民、法人或者其他组织对检验检疫机构实施的查封、扣押，享有陈述权、申辩权；对检验检疫机构实施的查封、扣押不服的，有权依法申请行政复议，或者依法提起行政诉讼；对检验检疫机构违法实施查封、扣押造成损害的，有权依法要求赔偿。

（3）实施查封、扣押前，应当做好证据的收集工作，并对收集的证据予以核实。

查封、扣押的证据材料一般包括：现场记录单、现场笔录、当事人提供的各种单证以及现场抽取的样品、摄录的音像材料、实验室检验记录、工作记录、检验检疫结果证明和其他证明材料。

（4）实施查封、扣押应当制作《查封、扣押决定书》，其中应当载明下列事项：

①当事人姓名或者名称、地址；

②查封、扣押措施的事实、理由和依据；

③查封、扣押物品的名称、数量和期限；

④申请行政复议或者提起行政诉讼的途径和期限；

⑤行政机关的名称和印章；

⑥行政执法人员的签名和日期。

（5）检验检疫机构应当在30日内依法对查封、扣押的进出口商品或者其他物品（场所），做出处理决定。情况复杂的，经检验检疫机构负责人批准，可以延长时限，期限不超过30日。对于保质期较短的商品或者其他物品，应当在7日内做出处理决定。涉及行政处罚的，期限遵照相关规定。法律对期限另有规定的除外。

（6）需要进行检验或者技术鉴定的，检验或者技术鉴定的时间不计入查封、扣押期限。检验或者技术鉴定的期间应当明确，并告知当事人。检验或者技术鉴定的费用由检验检疫机构承担。

（7）对经查实不涉及人身财产安全、健康、环境保护项目不合格的进出口商品和其他不再需要实施查封、扣押的物品（场所），检验检疫机构应当立即解除查封、扣押，并制作《解除查封、扣押决定书》和《解除查封、扣押物品清单》送达当事人。

第四章　出入境运输工具及人员报检

【知识目标】

掌握出入境船舶的报检规定；

熟悉出入境飞机、列车的报检规定；

掌握出入境集装箱的报检规定；

了解出入境人员的报检要求。

【能力目标】

能够进行出入境集装箱、交通运输工具、人员的申报。

【引例】

2014年6月，青岛检验检疫局对来自美国的三批废纸，共90个集装箱进行现场检疫查验时，发现多种水果箱的废纸里含有活害虫，检疫部门会如何处理？

第一节　出入境运输工具报检

国际上运行的运输工具流动性大，来自不同的国家（地区）和港口，携带有害生物的风险较高，因而成为传播疫情的重要载体。我国规定，对来自疫区或者有可能传播传染病的货物，未经检验检疫不得入境。对输入的动植物、动植物产品及其他检疫物，未经检验检疫机构检疫合格，不准卸离运输工具。

根据《中华人民共和国国境卫生检疫法》及其实施细则、《中华人民共和国进出境动植物检疫法》及其实施条例，所有交通运输工具，包括船舶、飞机、火车和车辆等，都应当实施卫生检疫，办理出境检验检疫手续。

一、出入境船舶报检

国际航行船舶是指进出中华人民共和国国境口岸的外国籍船舶和航行国际航线的中华

人民共和国国籍船舶。

国家质量监督检验检疫总局主管船舶进出中华人民共和国国境口岸的检验检疫工作。国家质量监督检验检疫总局设在各地的出入境检验检疫机构，负责所辖地区的船舶进出口岸的检验检疫和监督管理工作。

（一）出境船舶报检

1. 报检地点和时间

出境的船舶在离境口岸接受检验检疫，办理出境检验检疫手续。

出境的船舶，船方或者其代理人应当在船舶离境前4小时内向检验检疫机构申报，办理出境检验检疫手续。已办理手续但出现人员、货物的变化或者因其他特殊情况24小时内不能离境的，须重新办理手续。船舶在口岸停留时间不足24小时的，经检验检疫机构同意，船方或者其代理人在办理入境手续时，可以同时办理出境手续。对装运出口易腐烂变质食品、冷冻品的船舱，必须在装货前申请适载检验，取得检验证书。未经检验合格的，不准装运。

2. 出境船舶报检有关单证

装载动植物、动植物产品和其他检疫物出境的船舶，应当符合国家有关动植物防疫和检疫的规定，取得《运输工具检疫证书》。对需实施除害处理的，作除害处理并取得《运输工具检疫处理证书》后，方可装运。

办理出境检验检疫手续时，船方或者其代理人应当向检验检疫机构提交航海健康申报书、总申报单、货物申报单、船员名单、旅客名单及载货清单等有关资料。经审核船方提交的出境检验检疫资料或者经登轮检验检疫，符合有关规定的，检验检疫机构签发《交通工具出境卫生检疫证书》，并在船舶出境口岸手续联系单上签注。

3. 出境船舶的卫生除害处理

以下船舶应进行卫生除害处理：

（1）来自检疫传染病疫区的；

（2）被检疫传染病或者监测传染病污染的；

（3）发现有与人类健康有关的医学媒介生物，超过国家卫生标准的；

（4）发现有动物一类、二类传染病，寄生虫病或者植物危险性病、虫、杂草的或者一般性病虫害超过规定标准的；

（5）装载散装废旧物品或者腐败变质有碍公共卫生物品的；

（6）装载活动物入境和拟装运活动物出境的；

（7）携带尸体、棺柩、骸骨入境的；

（8）废旧船舶；

（9）国家质检总局要求实施卫生除害处理的其他船舶。

4. 检验检疫机构对出境船舶的监督管理

检验检疫机构对航行或者停留于口岸的船舶实施监督管理，对卫生状况不良和可能导致传染病传播或者病虫害传播扩散的因素提出改进意见，并监督指导采取必要的检疫处理措施。

船舶在口岸停留期间，未经检验检疫机构许可，不得擅自排放压舱水、移下垃圾和污物等，任何单位和个人不得擅自将船上自用的动植物、动植物产品及其他检疫物带离船舶。船舶在国内停留及航行期间，未经许可不得擅自启封动用检验检疫机构在船上封存的物品。

检验检疫机构对船舶上的动植物性铺垫材料进行监督管理，未经检验检疫机构许可不得装卸。

船舶应当具备并按照规定使用消毒、除虫、除鼠药械及装置。来自国内疫区的船舶，或者在国内航行中发现检疫传染病、疑似检疫传染病或者有人非因意外伤害而死亡并死因不明的，船舶负责人应当向到达口岸检验检疫机构报告，接受临时检疫。

检验检疫机构对从事船舶食品、饮用水供应的单位以及从事船舶卫生除害处理、船舶生活垃圾、泔水、动植物废弃物等收集处理的单位实行卫生注册登记管理制度；对从事船舶代理、船舶物料服务的单位实行登记备案管理制度。其从业人员应当按照检验检疫机构的要求接受培训和考核。

（二）入境船舶报检

1. 报检地点和时间

船舶的入境检疫，必须在港口的检疫锚地或者经检验检疫机构同意的指定地点实施。

拟进入中华人民共和国口岸的国际航行船舶，其代理人必须在该船抵达检疫锚地前24小时向口岸检验检疫机构申报，航程不超过24小时的在驶离上一港时向口岸检验检疫机构申报。

根据《中华人民共和国国境卫生检疫法》实施细则的规定，接受入境检疫的船舶，必须按照下列规定悬挂检疫信号等候查验，在卫生检疫机关发给入境检疫证前，不得降下检疫信号。昼间在明显处所悬挂国际通语信号旗，"Q"字旗表示本船没有染疫，请发给入境检疫证；"QQ"字旗表示本船染疫或者有染疫嫌疑，请即刻实施检疫。夜间在明显处所垂直悬挂灯号，红灯三盏表示本船没有染疫，请发给入境检疫证；红、红、白、红灯四盏表示本船染疫或者有染疫嫌疑，请即刻实施检疫。

2. 入境船舶报检有关单证

船舶在入境检疫时船方应向口岸检验检疫机构提供下列资料：航海健康申报书、总申报单、货物申报单、船员名单、旅客名单、船用物品申报单、压舱水报告单及载货清单，并应检验检疫人员的要求提交船舶免于卫生控制措施证书、卫生控制措施证书、交通工具卫生证书、预防接种证书、健康证书以及航海日志等有关资料。

3. 检疫方式

目前采取的方式可以分为锚地检疫、电讯检疫、靠泊检疫、随船检疫。

（1）锚地检疫。

检验检疫机构一般对以下船舶进行检疫：来自检疫传染病疫区的；来自动植物疫区国

家有明确要求的；有检疫传染病病人、疑似检疫传染病病人或者有人非因意外伤害而死亡并死因不明的；装载的货物为活动物的；发现有啮齿动物异常死亡的；废旧船舶；未持有有效的《除鼠/免予除鼠证书》的；船方申请锚地检疫的；检验检疫机构工作需要的。

（2）电讯检疫。

持有我国检验检疫机构签发的有效《交通工具卫生证书》，经船方或者其代理人申请，检验检疫机构应当实施电讯检疫。船舶在收到检验检疫机构同意电讯检疫的批复后，即视为已实施电讯检疫。船方或者其代理人必须在船舶抵达口岸24小时内办理入境检验检疫手续。

（3）靠泊检疫。

对未持有有效《交通工具卫生证书》，或者因天气、潮水等原因无法实施锚地检疫的船舶，经船方或者其代理人申请，检验检疫机构可以实施靠泊检疫。

（4）随船检疫。

检验检疫机构对旅游船、军事船、要人访问所乘船舶等特殊船舶以及遇有特殊情况的船舶，如船上有病人需要救治、特殊物资急需装卸、船舶急需抢修等，经船方或者其代理人申请，可以实施随船检疫。

4. 检验检疫机构对入境船舶的监督管理

船舶在口岸停留期间，未经检验检疫机构许可，不得擅自排放压舱水、移下垃圾和污物等，任何单位和个人不得擅自将船上自用的动植物、动植物产品及其他检疫物带离船舶。船舶在国内停留及航行期间，未经许可不得擅自启封动用检验检疫机构在船上封存的物品。

船舶应当具备并按照规定使用消毒、除虫、除鼠药械及装置。来自国内疫区的船舶，或者在国内航行中发现检疫传染病、疑似检疫传染病或者有人非因意外伤害而死亡并死因不明的，船舶负责人应当向到达口岸检验检疫机构报告，接受临时检疫。检验检疫机构对从事船舶食品、饮用水供应的单位以及从事船舶卫生除害处理、船舶生活垃圾、泔水、动植物废弃物等收集处理的单位实行卫生注册登记管理制度；对从事船舶代理、船舶物料服务的单位实行登记备案管理制度。其从业人员应当按照检验检疫机构的要求接受培训和考核。

5. 检验检疫结果

检验检疫机构对经检疫判定没有染疫的入境船舶，签发《船舶入境卫生检疫证》；对经检疫判定染疫、染疫嫌疑或者来自传染病疫区应当实施卫生除害处理的，或者有其他限制事项的入境船舶，在实施相应的卫生除害处理或者注明应当接受的卫生除害处理事项后，签发《船舶入境检疫证》；对来自动植物疫区经检疫判定合格的船舶，应船舶负责人或者其代理人要求签发《运输工具检疫证书》；对须实施卫生除害处理的，应当向船方出具《检验检疫处理通知书》，并在处理合格后，应船方要求签发《运输工具检疫处理证书》。

二、出入境航空器报检

（一）出境航空器报检

1. 出境航空器报检要求

实施卫生检疫机场的航空站，应当在出境检疫的飞机起飞前向检验检疫机构提交飞机总申报单、货物仓单和其他有关检疫证件，并向检验检疫机构通知飞机的国籍、航班号、机型、机号、识别标志、预定起飞时间、经停站、目的站、机组及旅客人数。

2. 出境航空器的检验检疫程序

由检验检疫机构确认机上卫生状况符合《卫生检疫法》及实施条例的要求，确认机上无确诊或疑似检疫传染病病人，确认机上的中国籍员工均持有检验检疫机构签发的有效健康证书，并根据前往国的要求进行必要的卫生处理。检验检疫机构对符合上述要求的飞机签发《交通工具出境卫生检疫证书》并予以放行。

（二）入境航空器报检规定

1. 入境航空器的报检申报

入境航空器按来自疫区与非疫区区别受理申报。

（1）来自非检疫传染病疫区并且在飞行中未发现检疫传染病、疑似检疫传染病或者有人非因意外伤害而死亡并死因不明的飞机，可通过地面航空站向检验检疫机构采用电讯方式进行报检。其申报内容为包括飞机的国籍、机型、号码、识别标志、预定到达时间、出发站、经停站、机组及旅客人数以及飞机上是否载有病人或在飞行途中是否发现病人或死亡人员，若有应提供病名或者主要症状、患病人数、死亡人数等。飞机到达后，向检验检疫机构提交总申报单、旅客名单及货物舱单。

（2）来自检疫传染病疫区的飞机，在飞行中发现检疫传染病、疑似检疫传染病或者有人非因意外伤害而死亡并死因不明时，机长应当立即通知到达机场的航空站向检验检疫机构申报，并在最先到达的国境口岸的指定地点接受检疫。向检验检疫机构申报的内容包括飞机的国籍、航班号、机号、机型、预定到达时间、出发站、经停站、机组及旅客人数以及飞机上是否载有病人或在飞行途中是否发现病人或死亡人员，若有应提供病名或者主要症状、患病人数、死亡人数等。

2. 入境航空器的检验检疫程序

（1）来自黄热病疫区的飞机，机长或其授权代理人须主动出示有效灭蚊证书。检疫人员根据来自不同地区的飞机及机上旅客的健康状况采取不同的处理措施。

（2）对于来自动植物疫区的入境飞机，在入境口岸均应实施动植物检疫，重点对飞机的食品配餐间、旅客遗弃的动植物及其产品、动植物性废弃物等区域进行检疫和防疫处理。发现装有我国规定禁止或限制进境的物品，施加标识予以封存，飞机在中国期间，未经口岸检验检疫机构许可，不得启封动用。发现有危险性病虫害的，作不准带离运输工具、除害、封存或销毁处理，对卸离运输工具的非动物性物品或货物作外包装消毒处理，对可能被动植物病虫害污染的部位和场地作消毒除害处理。经检验检疫合格或经除害处理合格的，由口岸检验检疫机构根据不同的情况，分别签发《运输工具检疫证书》和《运输工具检疫处理证书》方能准予入境。

（3）装载入境动物的飞机，抵达口岸时，未经口岸检验检疫机构防疫消毒和许可，任何人不得接触和移动动物。口岸检验检疫机构采取现场预防措施，对上下飞机的人员、接近动物的人员、装载动物的飞机以及被污染的场地，由口岸检验检疫机构作防疫消毒处理。对饲喂入境动物的饲料、饲养用的铺垫材料以及排泄物等作消毒、除害处理。

三、出入境列车的报检

（一）出入境列车的报检要求

出入境列车在到达或者出站前，车站有关人员应向检验检疫机构提前预报列车预定到达时间或预定发车时间、始发站或终点站、车次、列车编组情况、行车路线、停靠站台、旅客人数、司乘人员人数、车上有无疾病发生等事项。

（二）出入境列车的检验检疫程序

（1）客运列车到达车站后，检疫人员首先登车，列车长或者其他车辆负责人应当口头申报车上人员的健康情况及列车上鼠、蚁、蝇等卫生情况。

（2）由检疫人员分别对软包、硬包、软座、硬座、餐车、行李车及邮车进行检查。检查结束前任何人不准上下列车，不准装卸行李、货物、邮包等物品。

货运列车重点检查货运车厢及其货物卫生状况、可能传播传染病的病媒昆虫和啮齿动物的携带情况。

（3）入境、出境检疫的列车，在查验中发现检疫传染病或疑似检疫传染病或者因卫生问题需要卫生处理时，应将延缓开车时间、须调离便于卫生处理的行车路线、停车地点等有关情况通知车站负责人。

（4）对于来自动植物疫区的入境车辆，在入境口岸均应实施动植物检疫，重点对列车的食品配餐间、旅客遗弃的动植物及其产品、动植物性废弃物等区域进行检疫和防疫处理。发现装有我国规定禁止或限制进境的物品，施加标识予以封存，列车在中国期间，未经口岸检验检疫许可，不得启封动用。发现有危险性病虫害的，作不准带离运输工具、除害、封存或销毁处理，对卸离运输工具的非动物性物品或货物作外包装消毒处理，对可能被动植物病虫害污染的部位和场地作消毒除害处理。经检验检疫合格或经除害处理合格的，由口岸检验检疫机构根据不同情况，分别签发《运输工具检疫证书》和《运输工具检疫处理证书》方能准予入境。

（5）装载入境动物的列车，抵达口岸时，未经口岸检验检疫机构防疫消毒和许可，任何人不得接触和移动动物。口岸检验检疫机构采取现场预防措施，对上下列车的人员、接近动物的人员、装载动物的容器以及被污染的场地，由口岸检验检疫机构作防疫消毒处理。对喂养入境动物的饲料、饲养用的铺垫材料以及排泄物等作消毒、除害处理。

（6）装载过境动物的列车到达口岸时，口岸检验检疫机构对列车和装载容器外表进行消毒。对动物进行检疫，检疫合格的准予过境，检疫不合格的不准过境。过境动物的饲料受病虫害污染的，作除害、不准过境或销毁处理。过境动物的尸体、排泄物、铺垫材料以及其他废弃物，不得擅自抛弃。装载过境植物、动植物产品和其他检疫物的列车和包装容器必须完好，不得有货物泄漏。过境时，口岸检验检疫机构检查列车和包装容器外表，符合国家检验检疫要求的准予过境。发现列车和包装不严密，有可能使过境货物在途中撒漏的，承运人或押运人应按检疫要求采取密封措施。无法采取密封措施的，不准过境。检疫发现有危险性病虫的，必须进行除害处理，除害处理合格的准予过境。动植物、动植物产品和其他检疫物过境期间，未经检验检疫机构批准不得开拆包装或卸离列车。出境口岸对过境货物及运输工具不再检疫。

（7）装载出境动植物、动植物产品和其他检疫物的列车的检验检疫程序，同装载出境动植物、动植物产品和其他检疫物的船舶的检验检疫程序。

四、出入境汽车及其他车辆的报检

（一）出入境汽车及其他车辆的报检要求

边境口岸出入境车辆是指汽车、摩托车、手推车、自行车、牲畜车等。

固定时间客运汽车在出入境前由有关部门提前通报预计到达时间、旅客人数等；装载的货物应按规定提前向检验检疫机构申报货物种类、数量及重量、到达地等。

（二）出入境汽车及其他车辆检验检疫程序

检验检疫机构对大型客车应派出检疫人员登车检查，旅客及其携带的行李物品应在候车室或检查厅接受检查。

（1）对入境货运汽车，根据申报实施卫生检疫查验或必要的卫生处理，来自动植物疫区的，由入境口岸检验检疫机构作防疫消毒处理。检疫完毕后签发《运输工具检疫证书》。

（2）装载入境动物的汽车及其他车辆，抵达口岸时，未经口岸检验检疫机构防疫消毒和许可，任何人不得接触和移动动物。口岸检验检疫机构采取现场预防措施，对上下车辆的人员、接近动物的人员、装载动物的车辆以及被污染的场地，由口岸检验检疫机构作防疫消毒处理。对饲喂入境动物的饲料、饲养用的铺垫材料以及排泄物等作消毒、除害处理。

（3）装载过境货物的汽车及其他车辆的检验检疫程序，同装载过境动物的列车的检验检疫程序。

（4）装载出境动物的汽车及其他车辆，须在口岸检验检疫机构监督下进行消毒处理合格后，由口岸检验检疫机构签发《运输工具检疫处理证书》，准予装运。

（5）装载出境动植物、动植物产品和其他检疫物的车辆的检验检疫程序，同装载出境动植物、动植物产品和其他检疫物的船舶的检验检疫程序。

第二节　出入境集装箱检验检疫的报检

一、入境集装箱

（一）入境集装箱的报检范围

（1）所有入境集装箱均应实施卫生检疫。

（2）来自动植物疫区的，装载动植物、动植物产品和其他检验检疫物的，以及箱内带有植物性包装物或铺垫材料的集装箱应实施动植物检疫。

（3）法律、行政法规、国际条约规定或者贸易合同约定的其他应当实施检验检疫的集装箱，按照有关规定、约定实施检验检疫。

（二）入境集装箱报检的规定

1. 装载法检商品的集装箱

（1）入境集装箱承运人、货主或其代理人在办理海关手续之前必须填写《入境货物报检单》向入境口岸检验检疫机构报检。

（2）检验检疫机构受理后，集装箱和法检货物一并实施检验检疫，合格的予以放行并出具《入境货物通关单》，需要卫生除害处理的签发《检验检疫处理通知书》，并按照要求出具《熏蒸/消毒证书》。

2. 装载非法检货物的集装箱和空箱

（1）入境报检人在办理海关手续之前必须填写《入境集装箱报检单》向入境口岸检验检疫机构报检。

（2）检验检疫机构受理报检后，根据集装箱可能携带的有害生物和病媒生物种类以及其他有毒有害物质情况实施检验检疫。

（3）检验检疫机构受理报检并实施检验检疫后，对不需要实施卫生除害处理的，出具《集装箱检验检疫结果单》；对需要实施卫生除害处理的，签发《检验检疫处理通知书》，完成处理后应报检人要求出具《熏蒸/消毒证书》。

3. 入境转关分流的集装箱

指运地结关的集装箱，入境口岸检验检疫机构受理报检后，检查集装箱外表，主要检查有无非洲大蜗牛和土壤等，必要时进行卫生除害处理，办理调离和签封手续，并通知指运地检验检疫机构到指运地进行检验检疫。

二、出境集装箱

(一) 出境集装箱的报检范围

（1）所有出境集装箱均应实施卫生检疫。

（2）装载动植物、动植物产品和其他检验检疫物的集装箱应实施动植物检疫。

（3）装运出口易腐烂变质食品、冷冻品的集装箱应实施适载检验。

（4）输入国要求实施检验检疫的集装箱，按要求实施检验检疫。

（5）法律、行政法规、国际条约规定或贸易合同约定的其他应当检验检疫的集装箱，按有关规定实施检验检疫。

(二) 出境集装箱的报检要求

（1）集装箱出境前或出境时，向所在地检验检疫机构报检，未经检验检疫机构许可不准装运。

（2）出境集装箱报检时，装载法检货物的，集装箱与货物一并报检，填写《出境货物报检单》；装载非法检货物的，报检人应填写《出境集装箱报检单》向检验检疫机构报检，并提供相关的资料和单据。

(三) 出境集装箱的检验检疫

（1）检验检疫机构受理报检并实施检验检疫后，对不需要实施卫生除害处理的，出具《集装箱检验检疫结果单》；对需要实施卫生除害处理的，签发《检验处理通知书》，完成处理后应报检人要求出具《熏蒸/消毒证书》。

（2）装运出口易腐烂变质食品、冷冻品的集装箱，在装运前要实施清洁、卫生、冷藏、密固的适载检验。

（3）集装箱检验检疫有效期为21天，超过有效期限的出境集装箱需要重新检验检疫。

(四) 出境新造集装箱的检验检疫

（1）未使用木地板的新造集装箱，作为商品空箱出口时不实施检验检疫。

（2）使用木地板的新造集装箱，作为商品空箱出口时，报检的规定如下：

①使用进口木材，且进口时附有用澳大利亚检验机构认可标准作永久性免疫处理的证书，并经检验检疫机构检验合格，出口时可凭检验检疫合格证书放行，不实施检验检疫。

②使用国产木材，且附有已用澳大利亚检验机构认可的标准作永久性免疫处理的证书的，出口时，凭该处理证明放行，不实施检验检疫。

③使用进口木材地板，没有我国进口检验检疫合格证书，或使用国产木材，没有用澳大利亚检验机构认可的标准作永久性免疫处理的，实施出境动植物检疫。

三、出入境集装箱的卫生除害处理

以下几类集装箱需要进行卫生除害处理：

（1）来自检疫传染病或监测传染病疫区的；

（2）被传染病污染的或可能传播检疫传染病的；

（3）携带有与人类健康有关的病媒昆虫或啮齿动物的；

（4）检疫发现有国家公布的一、二类动物传染病，寄生虫名录及植物危险性病、虫、杂草名录中所列虫害和对农、林、牧渔业有严重危害的其他病虫害的；发现超过规定标准的一般性投虫害的；

（5）装载废旧物品或变质有碍公共卫生物品的；

（6）装载尸体、棺柩、骨灰等特殊物品的；

（7）输入国家或地区要求作卫生除害处理的；

（8）国家法律、行政法规和国际条约规定必须作卫生除害处理的。

第三节　出入境人员报检

根据《中华人民共和国国境卫生检疫法》及其实施细则的规定，出入境的人员都应接收检疫，经国境卫生检疫机关许可，方准入境或出境。

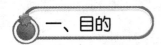

一、目的

出入境检验检疫机构及其工作人员对出入境的人员实施检疫查验，及时发现传染病患者和传染病染疫嫌疑人，并进行有效的隔离、观察、治疗、管理和控制，以消灭传染源，并采取科学有效的卫生处理措施，切断疾病的传播途径，在科学有效地控制传染病传播的同时，最大限度地保护贸易和人员的来往、交流。

二、对象

对来自疫区的飞机，若在飞行过程中发现检疫传染病、疑似检疫传染病或有人非因意外伤害而死亡并死因不明时，机长应立即通知到达机场的航空站向检验检疫机构申报，并在最先到达的国境口岸的指定地点接受检疫。出境人员必须在最后离开的国境口岸接受检疫。

三、报检方法

（1）包括申报、单证查验（总申报单、健康申明卡、国际预防接种证书、国际旅行健康证书等）、健康观察和询问（观察神态、表情、脸色等，询问基本情况，有针对性地询问病史、流行病学史等）以及医学检查。

（2）对未患有检疫传染病（霍乱、鼠疫、黄热病）、监测传染病（流行性感冒、登革热、疟疾、脊髓灰质炎、流行性斑疹伤寒、流行性回归热）、外国人禁止入境五种疾病（艾滋病、性病、麻风病、精神病、开放性肺结核）的旅客，单证审查、携带物检查均符合卫生检疫要求的，准予入境。

（3）对来自黄热病疫区未持有效接种证书、应当持有而未持有《国际旅行健康证书》、发现检疫传染病染疫人或染疫嫌疑人、发现检疫传染病以外的监测传染病等其他病种染疫嫌疑人、发现患有"五种疾病"的外国人、来自疫区未超过潜伏期、其他疾病的旅客，应按有关规定实施相应检疫措施。携带微生物、人体组织、血液及其制品、生物制品、骸骨、其他有碍公共卫生的物品等按照出入境特殊物品等卫生检疫查验规程实施检疫查验。

第二部分　报检业务流程

第五章　检验检疫通关放行的一般规定

【知识目标】

掌握出入境检验检疫通关放行的基本工作程序；

熟悉进出口直通放行规定和要求；

熟悉出口绿色通道制度的条件和程序。

【能力目标】

能够完成出入境货物通关放行的工作流程。

【引例】

2013 年 6 月云南昆明 ABC 贸易公司与韩国 LEE 公司签订了鲜花出口合同，ABC 贸易公司指派报检员小林负责货物出口报检，小林应该如何进行报检？

第一节　报检一般工作程序

出入境货物的报检一般包括受理报检、准备报检单证、电子报检数据录入、现场递交单证、联系配合检验检疫、缴纳检验检疫费和签领检验检疫单证等环节。我国自 2000 年 1 月 1 日起，实施"先报检，后报关"的检验检疫货物通关制度，对列入《法检目录》范围内的出入境货物（包括转关运输货物），海关一律凭货物报关地检验检疫机构签发的《出境货物通关单》或《入境货物通关单》验放。

一、出境货物检验检疫的工作流程

出境货物报检是报检人根据我国有关法律、法规与国际贸易合同的规定，向检验检疫机构申请检验、检疫、鉴定以获得出境合法凭证及某种公证证明所必须履行的法定程序和手续。

（一）出境货物检验检疫报检范围

根据我国有关检验检疫法规的规定，结合我国出口贸易的实际情况，出境检验检疫的报检范围主要有四个方面：

（1）法律与行政法规所规定的实施检验检疫的出境对象；

（2）输入国家或地区所规定须凭检验检疫机构出具证书方准入境的对象；

（3）凡我国作为成员国的国际条约、公约和协定所规定的，必须由我国检验检疫机构实施检验检疫的出境货物，该货主或其代理人须向检验检疫机构报检，实施检验检疫；

（4）凡国际贸易合同约定的须凭检验检疫机构签发的证书进行交接、结算的出境货物，凡在国际贸易合同或协议中规定的出境货物，要以我国检验检疫机构签发的检验检疫证书作为交接、结算依据，该货主或其代理人须向检验检疫机构报检，由检验检疫机构按照合同、协议的要求实施检验检疫或鉴定，并签发检验检疫证书。

所以，出境货物大致可以分为两大类：一类是法定检验检疫的出境货物，必须接受检验检疫机构的检验；另一类是非法定检验检疫的出境货物，根据委托人的需要，由检验检疫机构进行检验检疫，出具相关证书或证明。

（二）出境货物检验检疫工作流程

出境货物检验检疫的一般工作流程是先报检，再进行检验检疫，最后通关放行，流程参照图 5 – 1。

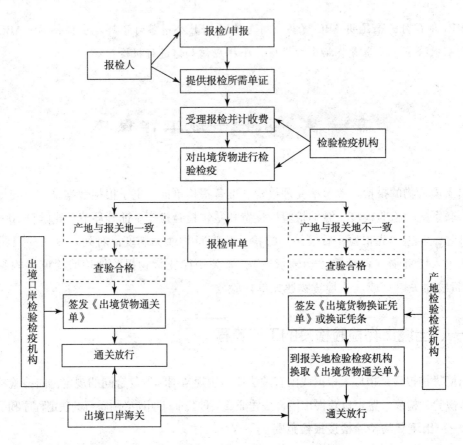

图 5 – 1　出境货物检验检疫的一般工作流程

（1）报检人员在规定的时间内向当地检验检疫机构报检；

（2）按检验检疫机构有关规定和要求提交有关单证资料；

（3）检验检疫机构按有关规定审核报检资料，符合要求的，受理报检并计收费用；

（4）由检验检疫机构施检部门实施检验检疫；

（5）对产地和报关地一致的出境货物，经检验检疫合格后出具《出境货物通关单》，对产地和报关地不一致的出境货物，经检验检疫合格后出具《出境货物换证凭单》或将电子信息发送至口岸检验检疫机构并出具出境货物换证凭条，报检人凭《出境货物换证凭单》或出境货物换证凭条向口岸检验检疫机构报检，口岸检验检疫机构验证或核查后出具《出境货物通关单》；

（6）报检人凭检验检疫机构签发的《出境货物通关单》办理通关手续，海关进行验放。

二、入境货物报检工作流程

入境货物报检是报检人根据我国有关法律和对外贸易合同的规定，向检验检疫机构申请检验、检疫、鉴定以获得入境合法凭证及某种公证证明所必须履行的法定程序和手续。

（一）入境货物报检范围

（1）法律与行政法规所规定的实施检验检疫的入境对象。

（2）贸易合同约定需凭检验检疫机构签发的证书进行索赔的入境货物。

凡在进口贸易合同或协议中规定的要以我国检验检疫机构签发的检验检疫证书作为索赔依据的入境货物，该货主或其代理人须向检验检疫机构报检，由检验检疫机构按照合同、协议的要求实施检验检疫鉴定，并签发检验检疫证书。

（3）有关国际条约规定须经检验检疫的入境对象。

凡我国作为成员国的国际条约、公约和协议所规定的，必须由我国检验检疫机构实施检验检疫的入境货物，该货主或其代理人须向检验检疫机构报检，实施检验检疫。

（二）入境货物检验检疫工作程序

根据不同的报检对象，入境货物检验检疫分为法定检验和抽查检验两种基本类型。

1. 法定检验检疫货物的报检程序

法定检验检疫货物的报检程序如图5-2所示。

（1）法定检验检疫入境货物报检人应向卸货口岸检验检疫机构申请报检，并按有关规定提供有关单证资料；

（2）检验检疫机构按有关规定审核报检资料，符合要求的受理报检并计收费；

（3）对来自疫区可能传播检疫传染病和动植物疫情，以及可能夹带有害物质的运载入境货物交通工具或运输包装实施必要的检疫、消毒及卫生处理后签发入境货物通关单（入境废物、活动物除外）；

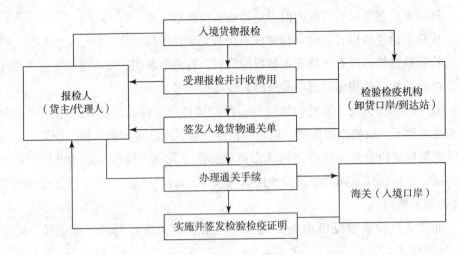

图 5 - 2　法定检验检疫货物的报检程序

（4）报检人凭报关地检验检疫机构签发的《入境货物通关单》办理通关手续，海关进行验放；

（5）货物通关后，入境货物的货主或其代理人须在检验检疫机构规定的时间到指定的检验检疫机构，联系对货物实施检验检疫。经检验检疫合格的入境货物签发《入境货物检验检疫证明》，经检验不合格的签发《检验检疫处理通知书》，需要索赔的入境货物签发《检验检疫证书》。

2. 抽查检验检疫货物的报检程序

抽查检验检疫货物的报检程序如图 5 - 3 所示。

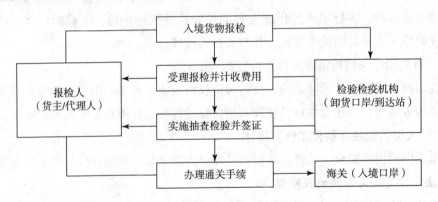

图 5 - 3　抽查检验检疫货物的报检程序

实施抽查检验检疫货物的注意事项：

（1）抽查检验时应当有 2 名以上（含 2 名）人员参加。

（2）抽样规定：检验检疫机构在进口商的卸货口岸、到达站或收货单位所在地进行抽样，抽取的样品由被抽查单位无偿提供；抽样后，抽查检查人员应当对样品进行封识，并填写抽样单。抽样单应由被抽查人和被抽查单位代表签字，并加盖被抽查单位的公章。特殊情况下，由检验检疫机构予以确认。

（3）抽样检验规定：检测单位接受样品后应当对样品数量、状况和抽样单上记录的符合性进行检查，并在规定的时间内完成样品的检测工作，所检样品的原始记录应当妥善保存。检测报告中的检测依据、检测项目必须与抽查检验的要求一致。

（4）检测报告：检测报告应当内容齐全，数据准确，结论明确。检测单位应当在规定的时限内将检测报告送达检验检疫机构。

第二节　直通放行与绿色通道报检程序

直通放行是指检验检疫机构对符合规定条件的进出口货物实施便捷高效的检验检疫放行方式，包括进口直通放行和出口直通放行。目的在于提高进出口货物通关效率，实现提速、减负、增效及严密监管。

一、直通放行的条件

（一）企业申请条件

申请实施直通放行的企业应符合以下所有条件：

（1）严格遵守国家出入境检验检疫相关法律法规，2年内无行政处罚记录；

（2）检验检疫诚信管理（分类管理）中的A类企业（一类企业）；

（3）企业年进出口额在150万美元以上；

（4）企业已实施HACCP或ISO 9000质量管理体系，并获得相关机构颁发的质量体系评审合格证书；

（5）出口企业同时应具备对产品质量安全进行有效控制的能力，产品质量稳定，检验检疫机构实施检验检疫的年批次检验检疫合格率不低于99%，1年内未发生由于产品质量原因引起的退货、理赔或其他事故。

（二）企业申请直通放行的程序

申请直通放行的企业应填写《直通放行申请书》，并提交企业的相关证明材料，向所在地检验检疫机构提出申请。企业所在地直属检验检疫机构对企业提交的材料进行审核批准后，报国家质检总局备案，并统一公布。

二、进口直通放行

进口直通放行是指对符合条件的进口货物，口岸检验检疫机构不实施检验检疫，货物直运至目的地，由目的地检验检疫机构实施检验检疫的放行方式。

（一）实施进口直通放行货物的条件

申请实施进口直通放行的货物应符合以下所有条件：

（1）未列入《不实施进口直通放行货物目录》；

（2）来自非疫区（含动植物疫区和传染病疫区）；

（3）用原集装箱（含罐、货柜车，下同）直接运输至目的地；

（4）不属于国家质检总局规定的须在口岸进行查验或处理的范围；

（5）收货人或其代理人没有违法违规行为。

（二）进口直通放行业务程序

1. 在口岸报关的进口直通放行货物

在口岸检验检疫机构申领《入境货物通关单》，货物通关后直运至目的地，由目的地检验检疫机构实施检验检疫。口岸检验检疫机构经国家质检总局电子通关单数据交换平台向海关发送通关单电子数据，同时通过"入境货物口岸内地联合执法系统"将通关单电子数据以及报检及放行等信息发送至目的地检验检疫机构。通关单备注栏应加注"直通放行货物"字样并注明集装箱号。

2. 在目的地报关的进口直通放行货物

报检人直接向目的地检验检疫机构报检。目的地检验检疫机构在受理报检后，签发《入境货物通关单》。目的地检验检疫机构经国家质检总局电子通关单数据交换平台向海关发送通关单电子数据的同时，通过"入境货物口岸内地联合执法系统"将通关单电子数据、报检及放行等信息发送至入境口岸检验检疫机构。通关单备注栏应加注"直通放行货物"字样并注明集装箱号。

3. 注意事项

对于进口直通放行的货物，口岸与目的地检验检疫机构应密切配合，采取有效措施加强监管。对需要实施检疫且无原封识的进口货物，口岸检验检疫机构应对集装箱加施检验检疫封识（包括电子锁等），要逐步实现全球定位系统对进口直通放行货物运输过程的监控。集装箱加施封识的，应将加施封识的信息通过"入境货物口岸内地联合执法系统"发送至目的地检验检疫机构。

对于进口直通放行的货物，报检人应在目的地检验检疫机构指定的地点接受检验检疫。对已加施检验检疫封识的，应当向目的地检验检疫机构申请启封，未经检验检疫机构同意不得擅自开箱、卸货。

货物经检验检疫不合格且无有效检疫处理或技术处理方法的，由目的地检验检疫机构监督实施销毁或作退货处理。

目的地检验检疫机构在完成检验检疫后，应通过"入境货物口岸内地联合执法系统"将检验检疫信息反馈至入境口岸检验检疫机构。

进口直通放行货物的检验检疫费由实施检验检疫的目的地检验检疫机构收取。

三、出口直通放行

出口直通放行是指对符合条件的出口货物，经产地检验检疫机构检验检疫合格后，企业可凭产地检验检疫机构签发的通关单在报关地海关直接办理通关手续的放行方式。

（一）实施出口直通放行货物的条件

申请实施出口直通放行的货物应在《实施出口直通放行货物目录》内，但下列情况不实施出口直通放行：

（1）散装货物；

（2）出口援外物资和市场采购货物；

（3）在口岸需更换包装、分批出运或重新拼装的；

（4）双边协定、进口国或地区要求等规定须在口岸出具检验检疫证书的；

（5）国家质检总局规定的其他不适宜实施直通放行的情况。

（二）出口直通放行业务程序

1. 报检

企业选择出口直通放行方式的，办理报检手续时，应直接向产地检验检疫机构申请《出境货物通关单》，并在报检单上注明"直通放行"字样。

2. 施检

产地检验检疫机构检验检疫合格并对货物集装箱加施封识后，直接签发通关单，在通关单备注栏注明出境口岸、集装箱号、封识号，经国家质检总局电子通关单数据交换平台向海关发送通关单电子数据。产地检验检疫机构要逐步实现全球定位系统对直通放行出口货物运输过程的监控。

3. 监控

口岸检验检疫机构应通过"电子通关单联网监控系统"及时掌握经本口岸出境的出口直通放行货物的信息，在不需要企业申报、不增加企业负担的情况下，对到达口岸的直通放行货物实施随机查验。

查验以核查集装箱封识为主，封识完好即视为符合要求；对封识丢失、损坏、封识号有误或箱体破损等异常情况，要进一步核查，并将情况及时通过"电子通关单联网监控系统"反馈给产地检验检疫机构。

对出口直通放行后的退运货物，口岸检验检疫机构应当及时将信息反馈给产地检验检疫机构。实施出口直通放行的货物需更改通关单的，由产地检验检疫机构办理更改手续并出具新的通关单，同时收回原通关单。

因特殊情况无法在产地领取更改后的通关单的，发货人或其代理人可向口岸检验检疫机构提出书面申请。口岸检验检疫机构根据产地检验检疫机构更改后的电子放行信息，通过"电子通关单联网监控系统"打印通关单，同时收回原通关单。

出口直通放行与原放行方式的异同如表5-1所示。

表5-1 出口直通放行与原放行方式的异同

放行方式	报检地	领取证单种类	是否需要换证报检
出口直通放行	产地	出境货物通关单	不需要
原放行方式	产地	出境货物换证凭单	需要

四、直通放行监督管理

国家质检总局对全国进出口货物检验检疫直通放行工作进行管理，各地检验检疫机构负责本辖区进出口货物检验检疫直通放行工作的实施，并对直通放行企业实施监督管理，对违规现象依据有关规定进行处罚。

(一) 依法处罚

企业在直通放行过程中违反检验检疫法律法规的，检验检疫机构依据有关法律法规予以处罚。

(二) 停止直通放行

检验检疫机构对有下列情况之一的，向该企业发出停止直通放行通知单，停止该企业进出口直通放行，并报国家质检总局备案。

(1) 企业资质发生变化，不再具备直通放行有关规定条件的；

(2) 出口直通放行的货物因质量问题发生退货、理赔，造成恶劣影响的；

(3) 直通放行后擅自损毁封识、调换货物、更改批次或改换包装的；

(4) 非直通放行货物经口岸查验发现有货证不符的；

(5) 企业有其他违法违规行为的，受到违规处理或行政处罚的。

五、检验检疫绿色通道制度

检验检疫绿色通道制度（以下简称绿色通道制度）是指，对于诚信度高、产品质量保障体系健全、质量稳定、具有较大出口规模的生产、经营企业（含高新技术企业、加工贸易企业），经国家质量监督检验检疫总局（以下简称国家质检总局）审查核准，对其符合条件的出口货物实行产地检验检疫合格，口岸检验检疫机构免于查验的放行管理模式。

绿色通道制度实行企业自愿申请原则。国家质检总局主管全国出口货物绿色通道制度的监督管理和实施绿色通道制度企业的核准工作。国家质检总局设在各地的直属出入境检验检疫局（以下简称直属检验检疫局）负责所辖地区实施绿色通道制度企业的审查和监督管理工作。

国家质检总局设在各地的出入境检验检疫机构（以下简称检验检疫机构）负责所辖地区实施绿色通道制度企业的申请受理、初审和日常管理工作。

（一）申请实施绿色通道制度

1. 申请企业应当具备的条件

（1）具有良好信誉，诚信度高，年出口额 500 万美元以上；

（2）已实施 ISO 9000 质量管理体系，获得相关机构颁发的生产企业质量体系评审合格证书；

（3）出口货物质量长期稳定，2 年内未发生过进口国质量索赔和争议；

（4）1 年内无违规报检行为，2 年内未受过检验检疫机构行政处罚；

（5）根据国家质检总局有关规定实施生产企业分类管理的，应当属于一类或者二类企业；

（6）法律法规及双边协议规定必须使用原产地标记的，应当获得原产地标记注册；

（7）国家质检总局规定的其他条件。

2. 申请企业应当做出的承诺

（1）遵守出入境检验检疫法律法规和《出入境检验检疫报检规定》；

（2）采用电子方式进行申报；

（3）出口货物货证相符、批次清楚、标记齐全，可以实施封识的必须封识完整；

（4）产地检验检疫机构检验检疫合格的出口货物在运往口岸过程中，不发生换货、调包等不法行为；

（5）自觉接受检验检疫机构的监督管理。

（二）申请实施绿色通道制度的程序

1. 提出申请

申请实施绿色通道制度的企业，应当到所在地检验检疫机构索取并填写《实施绿色通道制度申请书》，同时提交申请企业的 ISO 9000 质量管理体系认证证书（复印件）及其他有关文件。

2. 审查核准

（1）对申请文件进行审查；

（2）对企业的质量保障体系情况、出口货物质量情况、有无违规报检行为或者其他违反检验检疫法律法规行为等情况进行核实和调查；

（3）提出初审意见并提交所属直属检验检疫局审查；

（4）直属检验检疫局对检验检疫机构提交的初审意见及相关材料进行审查，并将审查合格的企业名单及相关材料报国家质检总局。

3. 核准公布

国家质检总局对符合绿色通道制度相关要求的企业予以核准，经核准的实施绿色通道制度的企业名单由国家质检总局对外公布。

（三）实施绿色通道制度出口货物的放行程序

1. 受理报检

产地检验检疫机构对符合下列规定的，按照实施绿色通道制度受理报检：

（1）实施绿色通道制度的自营出口企业，报检单位、发货人、生产企业必须一致；

（2）实施绿色通道制度的经营性企业，报检单位、发货人必须一致，其经营的出口货物必须由获准实施绿色通道制度生产企业生产。

2. 报检系统的资格确认

对于获准实施绿色通道制度的出口企业，由所在地检验检疫机构在 CIQ 2000 系统报检子系统对其绿色通道资格予以确认。

3. 审核管理

（1）检验检疫机构工作人员在受理实施绿色通道制度企业电子报检时，应当严格按照实施绿色通道制度的要求进行审核。对不符合有关要求的应当在给企业的报检回执中予以说明。

（2）检验检疫机构工作人员在施检过程中发现有不符合实施绿色通道制度要求的，应当在"检验检疫工作流程"或者相关的检验检疫工作记录的检验检疫评定意见一栏加注"不符合实施绿色通道制度要求"字样。

（3）产地检验检疫机构应当对实施绿色通道制度出口货物的报检单据和检验检疫单据加强审核，对符合条件的必须以电子转单方式向口岸检验检疫机构发送通关数据，在实施转单时，应当输入确定的报关口岸代码并出具《出境货物转单凭条》。

4. 审查放行

口岸检验检疫机构应当为实施绿色通道制度的企业设立服务窗口。

对于实施绿色通道制度企业的出口货物，口岸检验检疫机构应当进入 CIQ 2000 系统报检子系统启动绿色通道功能。

对于实施绿色通道制度的企业，口岸检验检疫机构应当严格审查电子转单数据中实施绿色通道制度的相关信息；对于审查无误的，不需查验，直接签发《出境货物通关单》。

实施绿色通道制度的企业在口岸对有关申报内容进行更改的，口岸检验检疫机构不得按照绿色通道制度的规定予以放行。

（四）实施绿色通道制度的监督管理

产地检验检疫机构应当建立实施绿色通道制度企业的管理档案，加强对实施绿色通道制度企业的监督管理。

（1）口岸检验检疫机构发现实施绿色通道制度企业不履行自律承诺，或者有其他违规行为的，应当及时报口岸所在地直属检验检疫局。

（2）口岸所在地直属检验检疫局核实无误的，通报产地直属检验检疫局；产地直属检验检疫局暂停对该企业实施绿色通道制度，并向国家质检总局报送取消该企业实施绿色通道制度资格的意见；国家质检总局核实后，取消该企业实施绿色通道制度的资格。

口岸和产地检验检疫机构应当定期对绿色通道制度的实施情况进行统计，并建立相互通报制度。

第六章　出入境报检的具体流程设计

【知识目标】

掌握出境货物产地与报关地一致的报检流程；

掌握出境货物产地与报关地不一致的报检流程；

熟悉出境预检报检的流程；

熟悉直通放行和绿色通道的报检流程；

掌握入境一般报检和流向报检的流程；

熟悉入境转关报检的流程。

【能力目标】

能够针对不同情况的货物选择正确的报检流程。

【引例】

2014 年 10 月小林所在的北京 HUAYU 公司从巴西 EFGB 企业进口活牛，预计从天津口岸入境，小林应该办理哪些手续？何时开始办理才能顺利入境？

第一节　出境货物报检工作流程

一、出境货物报检流程设计

（一）产地与报关地一致的报检

产地检验检疫合格、在产地报关的，由产地检验检疫机构签发《出境货物通关单》和有关证书。具体步骤如下：

（1）产地申请报检；

（2）产地检验检疫机构受理报检并计收费；

（3）产地检验检疫机构对货物实施检验检疫；

（4）产地检验检疫机构进行合格评定；

（5）产地检验检疫机构出具《出境货物通关单》；

（6）凭借《出境货物通关单》报关；

（7）海关通关放行。

（二）产地与报关地不一致的报检

产地检验检疫合格、在异地口岸报关的，由产地检验检疫机构签发有关证书，并出具注明"一般报检"的《出境货物换证凭单》；实施电子转单的，出具出境货物转单凭条。

报关地检验检疫机构凭产地检验检疫机构出具的《出境货物换证凭单》正本或电子转单信息受理换证申请，并按规定的抽查比例对出口货物进行口岸查验，查验合格的出具《出境货物通关单》；查验不合格的，签发《出境货物不合格通知单》。

《出境货物换证凭单》可以分批核销，电子转单一次有效，不得分批核销。具体步骤如下：

（1）产地申请报检；

（2）产地检验检疫机构受理报检并计收费；

（3）产地检验检疫机构对货物实施检验检疫；

（4）产地检验检疫机构进行合格评定；

（5）检验合格后，产地检验检疫机构开出《出境货物换证凭单》或出境货物换证凭条；

（6）货物从产地运往报关地，企业凭借产地检验检疫机构开出的《出境货物换证凭单》或出境货物换证凭条到报关地检验检疫机构换取《出境货物通关单》；

（7）企业凭借报关地检验检疫机构开出的《出境货物通关单》以及其他单证向海关报关，履行完有关的手续后，海关放行。

（三）出境预检报检的流程

出境预检是对暂不出口的产品实施的检验方式，对于经常出口的非易腐烂变质、非易燃易爆的货物，应出口企业的申请，检验检疫结构可以对其进行预检，预检的货物经检验检疫合格的，出具标明"预验"字样的《出境货物换证凭单》，该单须在原签发机构或直属检验检疫局范围内授权的机构办理一般报检手续后方可实施电子转单，换发出境货物通关单，具体步骤如下：

（1）企业申请预检；

（2）产地检验检疫机构受理预检并计收费；

（3）产地检验检疫机构对货物实施检验检疫；

（4）产地检验检疫机构进行合格评定；

（5）检验合格后，产地检验检疫机构开出标有"预检"字样的《出境货物换证凭单》；

（6）货物出口时，企业凭借产地检验检疫机构开出的标有"预检"字样的《出境货物换证凭单》到产地检验检疫机构或者直属检验检疫局换取标有"一般报检"《出境货物

换证凭单》;

(7) 企业到报关地检验检疫机构换取《出境货物通关单》以及其他单证向海关报关,履行完有关的手续后,海关放行。

(四) 直通放行、绿色通道报检流程

采取直通放行、绿色通道等通关便利措施的货物,按有关规定办理放行手续。

(1) 企业向检验检疫机构提出申请,办理直通放行报检,报检单上注明"直通放行"。

(2) 检验检疫机构接受申请,审查企业直通放行条件。

(3) 检验检疫机构检验合格,对集装箱加施封识,签发出境货物通关单,通关单备注栏注明出境口岸、集装箱号、封识号。

(4) 通过电子通关单数据交换平台向海关发送通关单电子数据,产地检验检疫机构通过 GPS 监控系统实现对直通放行出口货物运输过程的监控。

(5) 口岸检验检疫机构审查"通关单联网核查系统",对直通放行货物实施随机查验,重点核查封识,封识完好为符合要求,封识丢失、损坏、封识号有误或者箱体破损等有异常,要进一步核查,并将情况及时反馈至产地检验检疫机构。

(6) 出口直通放行后的退运货物,口岸检验检疫机构应当及时将信息反馈至产地检验检疫机构。

(7) 货物需更改通关单的,由产地检验检疫机构办理更改手续并出具新的通关单,同时收回原通关单。因特殊情况无法在产地领取更改后的通关单的,发货人或其代理人可向口岸检验检疫机构提出书面申请,口岸检验检疫机构根据产地检验检疫机构更改后的电子放行信息,通过"通关单联网核查系统"打印通关单,同时收回原通关单。

二、典型货物出境报检流程设计

(一) 产地与报关地一致

【典型货物:纺织品】2014 年 5 月 28 日,青岛天河纺织品进出口有限公司与美国 HACE 有限公司签订合同,约定于 2014 年 6 月 30 日前出口棉布,装运港为青岛港,卸货港为 NEWYORK。

(1) 2014 年 6 月 16 日,青岛天河纺织品进出口有限公司根据已签订合同、发票等外贸单据、厂检单、纺织品产地证,着手拟定报检方案,准备进行报检。

(2) 2014 年 6 月 17 日,青岛天河纺织品进出口有限公司着手拟定报检方案,准备报检事宜。

(3) 2014 年 6 月 18 日,青岛天河纺织品进出口有限公司在 CIQ 2000 系统上向检验检疫机构提交电子《出境货物报检单》。

(4) 2014 年 6 月 19 日,青岛天河纺织品进出口有限公司收到 CIQ 2000 系统返回的回

执信息，显示报检编号生成，准备联系货物检验检疫事宜。

（5）2014年6月20日，按照双方事先商定的时间，青岛出入境检验检疫局检验检疫人员赴青岛天河纺织品进出口有限公司抽采样品，并进行现场查验。报检员现场提交纸质单据，经检验检疫工作人员审查，纸质单据齐全，单单一致，单证相符，货物批次清楚，符合要求。检验检疫工作人员将所取样品带回检验检疫机构进行检验。

（6）2014年6月26日，青岛天河纺织品进出口有限公司报检员去青岛出入境检验检疫局缴纳费用并领回《出境货物通关单》，准备货物报关事宜。

（二）产地与报关地不一致

1.【典型货物：食品】2013年4月16日，福建天宇食品进出口有限公司与新加坡ABF有限公司签订合同，约定于2013年6月30日之前出口江西九江富达生产有限公司生产的蜂蜜，装运港为厦门港，目的港为新加坡港。

（1）2013年6月15日，福建天宇食品进出口有限公司报检员准备好外贸单据，以及《出口食品生产企业备案证明》《养蜂基地备案证书》《出入境食品包装及材料检验检疫结果单》和出口预包装食品标签等其他随附单据，拟定报检方案，准备进行报检。

（2）2013年6月17日，福建天宇食品进出口有限公司在CIQ 2000系统上向江西九江出入境检验检疫局提交电子《出境货物报检单》。

（3）2013年6月18日，福建天宇食品进出口有限公司收到CIQ 2000系统返回的回执信息，提示已经生成报检号，可以联系检验检疫，遂向江西九江出入境检验检疫局提出申请。

（4）2013年6月19日，江西九江出入境检验检疫局检验检疫工作人员赴江西九江富达生产有限公司抽采样品，并进行现场查验。福建天宇食品进出口有限公司报检员现场提交纸质单据。检验检疫工作人员进行审查，纸质单据齐全，单单一致，单证相符，货物批次清楚，符合要求。检验检疫工作人员将所采样品带回做进一步检验。

（5）2013年6月25日，福建天宇食品进出口有限公司报检员去江西九江出入境检验检疫局大厅缴纳检验检疫费用并领回《出境货物换证凭单》（或者出境货物换证凭条）。

（6）2013年6月27日，福建天宇食品进出口有限公司报检员在CIQ 2000系统中进行出境换证报检，检验检疫工作人员现场查验合格后，报检员凭借《出境货物换证凭单》（或者出境货物换证凭条）到福建厦门出入境检验检疫局办理换证报检，缴纳相关费用，并领取《出境货物通关单》，准备进行下一步报关事宜。

2.【典型货物：散装煤炭】2014年3月18日，山西大同新安煤矿与韩国GE公司签订合同，约定于2014年5月31日前出口散装煤炭，双方凭借检验检疫机构出具的重量证书结汇，装运港为烟台港，卸货港为釜山港。

（1）2014年5月5日，山西大同新安煤矿准备外贸单据、出口计划、企业自检合格单等随附单据，着手进行报检事宜。

（2）2014年5月6日，山西大同新安煤矿在CIQ 2000系统上向山西大同检验检疫局提交电子《出境货物报检单》。

（3）2013年5月8日，山西大同新安煤矿收到CIQ 2000系统返回的回执信息，提示生成报检号，山西大同检验检疫局按照规定出具《出境货物换证凭单》（或者出境货物换证凭条）。

（4）2013年5月13日，货物运输至烟台港前，山西大同新安煤矿向烟台检验检疫局申请办理报检，提交山西大同检验检疫机构签发的《出境货物换证凭单》（或者出境货物换证凭条）。

（5）2013年5月14日，货物运至烟台口岸，在烟台检验检疫局指定的场所存放。烟台检验检疫局检验检疫人员按照约定到现场进行查验，并抽采样品。山西大同新安煤矿报检员现场提交纸质单据，经工作人员审查，纸质单据齐全，单单一致，单证相符，货物批次清楚，符合出口要求。检验检疫工作人员将样品带回做进一步检验。

（6）2013年5月20日，山西大同新安煤矿报检员到烟台出入境检验检疫局缴纳检验检疫费用并领取《出境货物通关单》，准备下一步报关事宜。

（三）直通放行

【典型货物：玩具】2012年3月10日，河北省唐山新河玩具生产厂与美国NWEC进出口公司签订外贸合同，约定于2012年4月30日前出口一批电动小火车，装运港为秦皇岛港，卸货港为NEWYORK。

（1）2012年4月7日，唐山新河玩具生产厂准备外贸单据、出口玩具注册登记证书、玩具实验室检测报告等随附单据，准备报检事宜。

（2）2012年4月8日，唐山新河玩具生产厂向唐山检验检疫局提出"直通放行"报检申请，河北唐山检验检疫局接受申请，审查企业直通放行条件，认为具备直通放行资格。

（3）2012年4月9日，唐山新河玩具生产厂在CIQ 2000系统上向唐山检验检疫局提交电子《出境货物报检单》，报检单中"合同订立的特殊检疫条款及要求"一栏中注明"直通放行"。

（4）2012年4月10日，唐山新河玩具生产厂收到CIQ 2000系统返回的回执信息，提示已经生成报检号，与唐山检验检疫局联系准备现场报检。

（5）2012年4月15日，按照约定，唐山检验检疫局检验检疫工作人员赴唐山新河玩具生产厂进行现场查验。唐山新河玩具生产厂报检员现场提交纸质单据，经检验检疫工作人员审查，纸质单据齐全，单单一致，单证相符，货物批次清楚，符合出口要求。检验检疫工作人员将样品带回检验检疫局做进一步检验。

（6）2012年4月16日，唐山新河玩具生产厂报检员去唐山检验检疫局缴纳检验检疫费用，唐山检验检疫局对集装箱加施封识，并发放《出境货物通关单》，通关单备注栏注明出境口岸、集装箱号、封识号。

（7）2012年4月20日，秦皇岛检验检疫局对唐山检验检疫局通关电子数据平台发送的通关单电子数据进行核查，对货物进行随机查验，重点查验封识，符合要求的进行报关事宜。

（四）出境预检报检

【典型货物：鞋帽】2012 年 3 月 28 日，江苏徐州环球贸易有限公司预出口一批男式皮鞋到荷兰鹿特丹，生产厂商为江苏徐州金星皮鞋生产厂，合同约定 2012 年 5 月 7 日在上海口岸装运出境，信用证方式结款。

（1）2012 年 4 月 1 日，江苏徐州环球贸易有限公司向徐州检验检疫局申请办理出境货物预报检，经徐州检验检疫局审核，认为符合出境预检报检的条件。

（2）2012 年 4 月 3 日，江苏徐州环球贸易有限公司报检员准备外贸单据及其他随附单据，着手准备预报检事宜。

（3）2012 年 4 月 5 日，江苏徐州环球贸易有限公司在 CIQ 2000 系统上向徐州出入境检验检疫局提交电子《出境货物报检单》。

（4）2012 年 4 月 6 日，江苏徐州环球贸易有限公司收到 CIQ 2000 返回的回执信息，提示已经生成报检号，可联系检验检疫事宜，向徐州出入境检验检疫局提出申请。

（5）2012 年 4 月 7 日，按照约定，徐州出入境检验检疫局检验检疫工作人员赴徐州金星皮鞋生产厂进行抽采样品，并进行现场检验。徐州环球贸易有限公司报检员提交纸质单据，经检验检疫工作人员审查，单据齐全，符合要求，将样品带回实验室进行检查。

（6）2012 年 4 月 10 日，徐州环球贸易有限公司报检员去徐州出入境检验检疫机构缴纳检验检疫费用并领取《出境货物换证凭单》，凭单上标注“预检”。

（7）2012 年 4 月 28 日，徐州环球贸易有限公司收到对方开来的信用证，准备装运货物出境，徐州环球贸易有限公司报检员去徐州出入境检验检疫局换取标准“一般报检”字样的《出境货物换证凭单》。

（8）2012 年 4 月 30 日，徐州环球贸易有限公司报检员到上海出入境检验检疫局换领《出境货物通关单》，着手办理货物报关事宜。

第二节　入境货物报检工作流程

一、入境货物报检流程设计

（一）报关地与目的地一致

报关地与目的地一致的报检为入境一般报检，法定检验检疫的货主或其代理人，向报关地检验检疫机构申请入境通关凭证，经检验合格取得入境货物销售、使用的合法凭证，具体步骤如下：

（1）法定检验检疫入境货物的货主或其代理人首先向卸货口岸或到达站的出入境检验检疫机构申请报检；

（2）提供有关的资料；

（3）检验检疫机构受理报检，审核有关资料，符合要求，受理报检并计收费用转施检部门签署意见，计收费；

（4）对来自疫区的、可能传播传染病、动植物疫情的入境货物交通工具或运输包装实施必要的检疫、消毒、卫生除害处理后，签发《入境货物通关单》（入境废物、活动物等除外）供报检人办理海关的通关手续；

（5）货物通关后，入境货物的货主或其代理人需在检验检疫机构规定的时间到指定的检验检疫机构联系对货物实施检验检疫；

（6）经检验检疫合格的入境货物签发《入境货物检验检疫证明》放行，经检验检疫不合格的货物签发《检验检疫处理通知书》，需要索赔的签发检验检疫证书。

（二）报关地与目的地不一致

报关地与目的地不一致，法定检验检疫货主或其代理人要进行入境流向报检和异地施检报检，货物在卸货口岸报检并进行必要的检疫处理后签发《入境货物通关单》。调往异地后，收货人或者其代理人再向目的地检验检疫机构申报，目的地检验检疫机构进行检验并监管。具体步骤如下：

（1）法定检验检疫入境货物的货主或其代理人首先向卸货口岸或到达站的出入境检验检疫机构申请报检；

（2）提供有关的资料；

（3）口岸检验检疫机构受理报检，对入境货物交通工具或运输包装实施必要的检疫、消毒、卫生除害处理后，签发《入境货物通关单》（入境废物、活动物等除外）；

（4）货物通关后调往目的地，货主或其代理人凭借口岸检验检疫机构签发的《入境货物调离通知单》，即《入境货物通关单》（编号 2 - 1 - 2）中的第二联流向联，在规定的时间内（海关放行后 20 日内）向目的地检验检疫机构申请入境货物检验检疫；

（5）目的地检验检疫机构进行检验检疫，确认其符合检验检疫要求及合同规定，签发《入境货物检验检疫证明》，经检验检疫不合格的货物签发《检验检疫处理通知书》，需要索赔的签发检验检疫证书。

（三）入境直通放行

1. 口岸报关

（1）向口岸检验检疫机构申领《入境货物通关单》；

（2）口岸检验检疫机构向海关发送电子通关数据的同时，发送通关单电子数据、报检和放行信息给目的地检验检疫机构，通关单备注栏注明"直通放行货物"字样和集装箱号；

（3）货物通关后直接运至目的地，目的地检验检疫机构进行检验检疫，并将信息反馈给口岸检验检疫机构。

2. 目的地报关

（1）货主或者其代理人直接向目的地检验检疫机构报检，目的地检验检疫机构受理报检后，签发《入境货物通关单》；

（2）目的地检验检疫机构向海关发送通关单电子数据，并将通关单电子数据、报检及放行信息发送口岸检验检疫机构。通关单备注栏注明"直通放行货物"字样和集装箱号；

（3）目的地检验检疫机构进行检验检疫，合格的签发《入境货物检验检疫证明》，不合格的签发《入境货物检验检疫处理通知书》，对外索赔的签发检验检疫证书，并将检验检疫信息反馈至口岸检验检疫机构。

二、典型货物入境报检流程设计

（一）入境货物口岸报检

1. 【典型货物：固体废料原料】青岛华菱五金有限公司从法国 ADL 公司进口废五金，货物预计于 2014 年 8 月 19 日到达青岛口岸。

（1）2014 年 8 月 14 日，青岛华菱五金有限公司报检员准备好外贸单据，《进口可用作原料的固体废物国外供货商注册登记证书》《进口可用作原料的国内收货人注册登记证书》《装运前检验证书》《废物原料进口许可证》以及其他随附单据，准备报检事宜。

（2）2014 年 8 月 19 日，青岛华菱五金有限公司报检员在 CIQ 2000 系统上向检验检疫机构提交电子《入境货物报检单》。

（3）2014 年 8 月 20 日，青岛华菱五金有限公司收到 CIQ 2000 系统返回的回执信息，提示已经生成报检单号，可与青岛出入境检验检疫局联系检验检疫事宜。

（4）2014 年 8 月 23 日，青岛出入境检验检疫局检验检疫工作人员在青岛固体废料集中查验场区对货物实施现场检验检疫，报检员陪同查验并现场提交纸质报检单及随附单据。

（5）2014 年 8 月 27 日，货物检验合格，青岛华菱五金有限公司报检员赴青岛出入境检验检疫局缴纳检验检疫费用，领取《入境货物通关单》《入境货物检验检疫证明》等合格单证，并准备下一步报关事宜。

2. 【典型货物：活动物】江苏连云港瑞和奶牛养殖场从新西兰 NEWSTAR 公司进口种用奶牛，货物预计于 2013 年 7 月 13 日到达连云港口岸。

（1）2013 年 4 月 20 日，江苏连云港瑞和奶牛养殖场报检员向江苏连云港检验检疫机构申请《隔离场使用证》。

（2）2013 年 5 月 9 日，江苏连云港瑞和奶牛养殖场报检员向江苏连云港检验检疫机构申请办理检疫审批。

（3）2013 年 5 月 22 日，江苏连云港瑞和奶牛养殖场和新西兰 NEWSTAR 公司按照此前的磋商结果，正式签订外贸合同，合同中订明中国法定检疫要求，并订明必须附有新西兰政府动植物检疫机构出具的检疫证书。

（4）2013 年 6 月 12 日，江苏连云港瑞和奶牛养殖场报检员准备好外贸单据、《进境动植物检疫许可证》及其他随附单据，着手拟定报检方案，准备报检事宜。

（5）2013 年 6 月 12 日，江苏连云港瑞和奶牛养殖场在 CIQ 2000 系统上向检验检疫机构提交电子《入境货物报检单》。

（6）2013 年 6 月 13 日，江苏连云港瑞和奶牛养殖场收到 CIQ 2000 系统返回的回执信息，提示已生成报检号，可与江苏连云港出入境检验检疫局联系报检事宜。

（7）2013 年 7 月 13 日，合同约定种用奶牛到达连云港口岸，连云港瑞和奶牛养殖场与江苏连云港出入境检验检疫局联系报检事宜。

（8）2013 年 7 月 13 日，江苏连云港检验检疫局检验检疫工作人员在连云港口岸对奶牛实施现场查验，报检员陪同现场查验并递交纸质单据。

（9）2013 年 7 月 14 日，货物现场查验合格，江苏连云港瑞和奶牛养殖场报检员赴江苏连云港出入境检验检疫局缴纳检验检疫费用，领取《入境货物通关单》。

（10）2013 年 7 月 15 日，江苏连云港瑞和奶牛养殖场报检员持报关单及《入境货物通关单》等随附单据，办理报关事宜。

（11）2013 年 7 月 19 日，海关放行后将种用奶牛运至指定隔离场，江苏连云港出入境检验检疫局开始对种用奶牛进行 45 天的隔离检疫。

（12）2013 年 9 月 2 日，江苏连云港瑞和奶牛养殖场报检员得知货物检验检疫合格，赴江苏连云港出入境检验检疫局领取《入境货物检验检疫证明》。

（二）入境货物一般流向报检

【典型货物：儿童脚踏车】北京安和进出口有限公司从新加坡 SGP 公司进口一批儿童脚踏车，货物预计于 2013 年 3 月 28 日到达天津口岸。

（1）北京安和进出口有限公司委托天津顺达物流有限公司办理报检。

（2）2013 年 3 月 27 日，天津顺达物流有限公司收到北京安和进出口有限公司寄来的代理报检委托书和外贸单据、强制性产品认证证书等随附单据，着手拟定报检方案，准备报检事宜。

（3）2013 年 3 月 28 日，天津顺达物流有限公司在 CIQ 2000 系统上向天津出入境检验检疫局提交电子《入境货物报检单》。

（4）2013 年 3 月 29 日，天津顺达物流有限公司收到 CIQ 2000 系统返回的回执信息，提示已生成报检号。

（5）2013 年 3 月 29 日，天津顺达物流有限公司报检员赴天津出入境检验检疫局缴纳检验检疫费用，并提交纸质单据，领取《入境货物报检单》。

（6）2013 年 4 月 1 日，天津顺达物流有限公司报关员持《入境货物通关单》等单据办理报关事宜。

（7）2013 年 4 月 3 日，天津海关放行货物，货物运往北京安和进出口有限公司仓库。

（8）2013 年 4 月 6 日，货到仓库后，北京安和进出口有限公司在 CIQ 2000 系统上向北京出入境检验检疫局提交电子《入境货物报检单》，准备实施异地施检报检。

（9）2013 年 4 月 6 日，北京安和进出口有限公司收到 CIQ 2000 系统返回的回执信息。

（10）2013 年 4 月 8 日，北京出入境检验检疫局工作人员赴北京安和进出口有限公司仓库抽采样品，并进行现场查验。检验检疫工作人员将样品带回实验室做进一步检验检疫，北京安和进出口有限公司报检员现场提交《入境货物调离通知单》等单据。

（11）2013 年 4 月 15 日，北京安和进出口有限公司报检员赴北京出入境检验检疫局大厅缴纳检验检疫费并领取《入境货物检验检疫证明》。

（三）入境货物报关地报检

【典型货物：乳品】河北唐山巴林进出口有限公司从澳大利亚 APEP 养殖场进口生乳制品，货物预计于 2014 年 7 月 6 日到达天津机场。

（1）2014 年 6 月 10 日，河北唐山巴林进出口有限公司委托天津嘉祥国际货运代理公司办理报检事宜。

（2）2014 年 6 月 11 日，天津嘉祥国际货运代理公司向出入境检验检疫机构办理检疫审批。

（3）2014 年 6 月 20 日，检疫审批办理完成，双方按照事先约定的条件正式签订外贸合同，准备货物运输及报检事宜。

（4）2014 年 7 月 4 日，天津嘉祥国际货运代理公司准备外贸单据以及进境动植物检疫许可证、自动进口许可证、报检委托书等随附单据，准备办理报检事宜。

（5）2014 年 7 月 4 日，天津嘉祥国际货运代理公司在 CIQ 2000 系统上向天津出入境检验检疫局提交电子《入境货物报检单》。

（6）2014 年 7 月 5 日，天津嘉祥国际货运代理公司收到 CIQ 2000 系统返回的回执信息，提示已生成报检号。

（7）2014 年 7 月 6 日，货物按照装运计划如期到达天津机场，天津嘉祥国际货运公司与天津出入境检验检疫局联系报检事宜。

（8）2014 年 7 月 6 日，天津嘉祥国际货运代理公司赴天津出入境检验检疫局提交纸质单据，缴纳检验检疫费用，天津出入境检验检疫局检验检疫工作人员对货物进行现场查验，签发《入境货物通关单》。

（9）2014 年 7 月 7 日，天津嘉祥国际货运代理公司报关员持《入境货物通关单》等单证办理货物报关事宜，海关放行后，将货物运往指定仓库，与天津检验检疫局联系货物检验检疫。

（10）2014 年 7 月 8 日，天津出入境检验检疫局检验检疫工作人员赴仓库抽采样品，并进行现场查验，检验检疫工作人员将样品带回检验检疫局进行进一步检验。

（11）2014 年 7 月 9 日，天津嘉祥国际货运代理公司赴天津出入境检验检疫局缴纳检验检疫费用并领取《入境货物检验检疫证明》等合格单证。

（12）2014 年 7 月 9 日，河北唐山巴林进出口有限公司将检验合格的商品及合格单证运往唐山。

（四）入境货物异地转关报检

【**典型货物：汽车**】济南汉和进出口有限公司从韩国 LGGE 公司进口一批汽车，货物预计于 2014 年 6 月 28 日到达烟台口岸，转关至济南，最终运至济南汉和进出口有限公司仓库。

（1）2014 年 6 月 27 日，济南汉和进出口有限公司备齐合同及装箱单（列明车架号）、强制性产品认证证书、进口许可证等单证，着手准备报检事宜。

（2）2014 年 6 月 28 日，济南汉和进出口有限公司到烟台海关办理转关手续，由海关监管车辆将货物运至济南海关监管仓库。

（3）2014 年 6 月 29 日，济南汉和进出口有限公司在 CIQ 2000 系统上向济南出入境检验检疫局提交电子《入境货物报检单》。

（4）2014 年 6 月 30 日，济南汉和进出口有限公司收到 CIQ 2000 系统返回的回执信息，提示已经生成报检号。

（5）2014 年 7 月 3 日，济南汉和进出口有限公司赴济南出入境检验检疫局提交纸质单据，缴纳检验检疫费用，领取《入境货物通关单》。

（6）2014 年 7 月 4 日，济南汉和进出口有限公司报关员持《入境货物通关单》等单证办理报关，海关放行后，将货物装车运往公司仓库。

（7）2014 年 7 月 8 日，货到仓库，济南出入境检验检疫局工作人员赴济南汉和进出口有限公司进行查验。

（8）2014 年 7 月 15 日，济南汉和进出口有限公司报检员去济南出入境检验检疫局缴纳检验检疫费用并领取《入境货物检验检疫证明》和《进口机动车辆随车检验单》（一车一单）等合格单证。

第三部分　报检基本技能

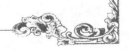

第七章　报检单填制

【知识目标】

熟悉报检单填制的一般要求；

掌握入境报检单的填制；

掌握出境报检单的填制；

熟悉出口货物包装检验申请单的填制。

【能力目标】

能够完成出入境报检单及包装检验申请单的填制。

【引例】

山东启明进出口贸易公司与香港华南贸易公司（HAWK. LAND TRADB COMPANY HONGKONG）签订经贸合同出口工业级氢氧化钾，货物生产商为云南昆明华融化工有限责任公司。山东启明进出口贸易公司在货物出口报检时被告知报检单填制有误，请问应如何正确填制出境货物报检单呢？

第一节　入境报检单填制

报检单填制是办理报检手续最基础的工作，同时也是非常重要的一个环节，是每一名报检员必须熟练掌握的一项基本技能。

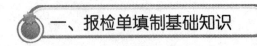

一、报检单填制基础知识

（一）常用报检单

报检经常使用的报检单主要有入境货物报检单、出境货物报检单、出入境货物包装检验申请单。

（二）报检单填制的一般要求

（1）如实申报货物信息。企业应按照检验检疫有关法律法规的规定和要求，向检验检疫机构如实申报货物信息。

（2）做到"三个相符"：

单证相符，即所填报检单各栏目的内容与合同、发票、装箱单、提单以及批文等随附单据相符；

单货相符，即所填报检单各栏目的内容必须与实际进出口货物的情况相符，不能虚报、瞒报、伪报；

纸质报检单内容与电子数据信息相符。

（3）企业应按所申报货物的信息准确填制报检单。

（4）加盖报检单位公章或已经向检验检疫机构备案的"报检专用章"，报检人应在签名栏手签，不得打印或代签。

（5）填制完毕的报检单在发送数据和办理报检手续前必须认真审核，检查是否有错填、漏填的栏目，所填写的各项内容必须完整、准确、清晰，不得涂改。

（三）报检单填制过程中易出现的问题

1. 纸质单据与电子数据不一致

有的企业在电子申报系统中录入报检数据时，可能会因为复制之前单据忘记修改或其他疏忽造成电子数据有误。报检员发现后，只是在打印纸质报检单时进行了修改，并打印出报检单。但是对电子数据没有进行修改，导致纸质单据和电子数据不一致。

2. 空项

比如，对系统设定的非必须输入项不录入任何数据或在应录入数据的项目内填制"＊＊＊"。

3. 填制不规范

在填制和选择时，不能填制笼统或不确切的内容。例如，"用途"一栏不能什么货物都选择"其他"。

二、《入境货物报检单》填制要求

中华人民共和国出入境检验检疫入境货物报检单

报检单位（加盖公章）：　　　　　　　　　　　　　　　　编　　号_____

报检单位登记号：　　　联系人：　　　电话：　　　　报检日期：　年　月　日

收货人	（中文）		企业性质（划"√"）	□合资□合作□外资
	（外文）			
发货人	（中文）			
	（外文）			

货物名称（中/外文）	HS 编码	原产国（地区）	数/重量	货物总值	包装种类及数量

运输工具名称号码		合同号	

贸易方式		贸易国别（地区）		提单/运单号	
到货日期		启运国家（地区）		许可证/审批号	
卸毕日期		启运口岸		入境口岸	
索赔有效期至		经停口岸		目的地	

集装箱规格、数量及号码	

合同订立的特殊条款 以及其他要求		货物存放地点	
		用途	

随附单据（划"√"或补填）		标记及号码	*外商投资财产（划"√"）	□是□否
□合同 □发票 □提/运单 □兽医卫生证书 □植物检疫证书 □动物检疫证书 □卫生证书 □原产地证 □许可/审批文件	□到货通知 □装箱单 □质保书 □理货清单 □磅码单 □验收报告		*检验检疫费	
			总金额 （人民币元）	
			计费人	
			收费人	

报检人郑重声明： 1. 本人被授权报检。 2. 上列填写内容正确属实。 　　　　　　签名：_____	领取证单	
	日期	
	签名	

注：有"＊"号栏由出入境检验检疫机关填写　　　　　　◆国家出入境检验检疫局制

1. 编号：由检验检疫机构受理报检人员填写，共 15 位数字。前 6 位为检验检疫局机关代码，第 7 位为入境货物报检类代码"1"，第 8、9 位为年代码，第 10~15 位为流水号。

2. 报检单位：填写报检单位的中文名称全称，并加盖报检单位公章或已向检验检疫机构备案的"报检专用章"。

3. 报检单位登记号：应填写报检单位在检验检疫机构备案或注册登记取得的 10 位数代码。前 4 位为检验检疫机构代码，第 5 位为企业类别（9 代理报检，其他自理报检），后 5 位为流水号。

4. 联系人：报检本批货物的报检员的姓名。电话：报检人员的联系电话。当企业报检员或联系电话更换时，应及时修改有关信息。

5. 报检日期：检验检疫机构接受报检的日期，而非报检员申请报检的日期。

6. 收货人：外贸合同中的收货人（consignee），应中英文对照填写。企业性质：根据实际情况，在对应的"□"内打"√"。

7. 发货人：外贸合同中的发货人（consignor）。入境货物的发货人一般为国外公司，许多公司没有相对应的中文名称，因此发货人中文一栏可以填制"＊＊＊"。

8. 货物名称（中/外文）：进口货物的品名，应与进口合同、发票所列一致。如为废旧货物应注明。不得填写笼统的名称或与客户约定的代码。不得直接使用 HS 编码对应的品名。

9. HS 编码：指由进出口货物的税则号列及符合海关要求的附加号码组成的 10 位编号。HS 编码应填写货物的 8 位税则号列，以及第 9、10 位附加编号，并以当年海关公布的商品税则编码分类为准。

10. 原产国（地区）：填写本批货物生产、开采或加工制造的国家或地区。若经过多个国家加工，以最后一个对货物进行实质加工的国家作为原产国。

11. 数/重量：应填写本批货物的数/重量，注明数/重量单位，应与合同、发票或报关单上所列一致。重量一般填写净重。

填制数/重量时，对于 HS 编码对应的第一计量单位必须输入，且不得对计量单位进行修改。第一计量单位填制完毕后，可以同时填制另一项数/重量。

例如：某公司进口一批工业用柠檬酸（商品编码 2918140000），共 2 500 塑料桶，320 吨，计量单位是千克，《入境货物报检单》中"数/重量"应填写"320 000 千克"。

12. 货物总值：填报同一项号下进出口货物实际成交的货物价格。应按合同、发票所列的货物总值和币种填写。对于非贸易性进出口货物等没有合同、发票情况的，按报关价填制。

13. 包装种类及数量：应根据进出口货物的实际外包装种类和数量，选择填写相应的包装种类及数量，注明包装的材质。

在申报系统中无法选择对应的包装种类的，应选填"其他"，并手填上具体的包装种类。

14. 运输工具名称号码：填写装运本批货物的运输工具的名称和号码。运输工具名称和号码应与提（运）单中所列一致。转船运输的，一般应填写最终航程运输工具的名称和号码。

15. 合同号：填写对外贸易合同（包括协议和订单）的编号。

16. 贸易方式：该批货物进口的贸易方式。根据实际情况选填一般贸易、来料加工、进料加工、易货贸易、补偿贸易、边境贸易、无偿援助、外商投资、对外承包工程进出口货物、出口加工区进出境货物、出口加工区进出区货物、退运货物、过境货物、保税区进出境仓储、转口货物、保税区进出区货物、暂时进出口货物、暂时进出口留购货物、展览品、样品、其他非贸易性物品、其他贸易性货物等。

例如：某企业向国外某公司购买一批原料，加工为成品后全部返销国外，在办理进口报检手续时，《进境货物报检单》的"贸易方式"一栏应填写"进料加工"。

17. 贸易国别（地区）：合同中卖方的国家或地区。

18. 提单/运单号：填写本批货物海运提单号、空运单号或铁路运单号。该号码必须与运输部门的载货清单所列相应内容一致（包括数码、英文大小写、符号、空格等）。转船运输的，一般应填写最终航程的提（运）单号。

19. 到货日期：运载所申报进口货物的运输工具到达进境口岸的日期。日期均为 8 位数字，顺序为年（4 位）、月（2 位）、日（2 位）。

20. 启运国家（地区）：应按照"国别（地区）代码表"选择填报相应国别（地区）的中文名称。对发生运输中转的货物，如中转地未发生任何商业性交易，则"启运国家"不变；如中转地发生商业性交易，则以中转地作为"启运国家"填报。从中国境内保税区、出口加工区入境的，填"保税区"或"出口加工区"，不能填"中国"。

21. 许可证/审批号：需办理进境许可证或审批的货物应填写有关许可证号或审批号。

22. 卸毕日期：货物在口岸的卸毕日期。

23. 启运口岸：装运本批货物的交通工具起始发出直接运抵我国的口岸。从内陆国家经陆运至他国海港口岸装船出运的，填第一海港口岸。

例如：从瑞士陆运至鹿特丹，从鹿特丹装船经新加坡转船运至中国口岸，则报检单中"启运口岸"填"鹿特丹"。

24. 入境口岸：填写本批货物从运输工具卸离的第一个境内口岸。填写时要准确选择口岸检验检疫机构的名称及代码。

25. 索赔有效期至：按合同规定的日期填写，填写明确的期限，如 60 天、90 天等。合同中未约定索赔有效期的，应注明"无索赔期"。不能填制为"＊＊＊"。

26. 经停口岸：指货物随运输工具离开第一个境外口岸后，在抵达中国入境口岸之前所抵靠的发生货物（含集装箱）装卸的境外口岸。填报相应口岸的中文名称，在抵达中国入境口岸之前未经停有关口岸的，此栏可填"＊＊＊"。

27. 目的地：准确填写进境货物在我国国内的消费、使用地区或最终运抵的地点。

28. 集装箱规格、数量及号码：装载进口货物的集装箱的具体规格、数量和集装箱体两侧标示的全球唯一编号。应与提单一致。

29. 合同订立的特殊条款以及其他要求：填制合同中特别订立的有关质量、卫生等条款或报检单位对本批货物检验检疫、出证等工作的特殊要求。无特殊要求：填制"无"，不能填"＊＊＊"。

30. 货物存放地点：货物进境后拟存放的地点。

31. 用途：填写本批货物的用途。

根据实际情况，按照"用途代码表"选填种用或繁殖、食用、奶用、观赏或演艺、伴侣动物、实验、药用、饲用、介质土、食品包装材料、食品加工设备、食品添加剂、食品容器、食品洗涤剂、食品消毒剂、其他。对于选择"其他"的，应在报检单中手填具体的用途。

32. 随附单据：根据实际向检验检疫机构提供的单据，在对应的"口"内打"√"或补填。

33. 标记及号码：填写本批货物标记号码（唛头）中除了图形以外的所有文字和数字，其英文：Marks、Marking、MKS、Marks & No.、Shipping Marks 等。应与合同、提单、发票和货物实际状况保持一致。若没有标记号码，填"N/M"，不能填制为"＊＊＊"。

34. 外商投资财产：确认进口的设备是否属于外商投资财产。选择"是"或"否"，由检验检疫机构受理报检人员填写。但企业通过申报系统填制报检单及发送电子数据时，可在此项选择"是"或"否"。

35. 报检人郑重声明：由报检人员亲笔签名，不得打印，签名人应是取得《报检员证》并负责办理本批货物报检手续的人员。

36. 检验检疫费：由检验检疫机构计费人员核定费用后填写。

37. 领取证单：由报检人员在领取证单时填写领证日期并签名。

第二节　出境报检单与包装检验申请单填制

一、《出境货物报检单》填制要求

中华人民共和国出入境检验检疫出境货物报检单

报检单位（加盖公章）：　　　　　　　　　　　　　　　　　　　　　　　　*编　号

报检单位登记号：　　　　联系人：　　　电话：　　　　报检日期：　　年　月　日

发货人	（中文）					
	（外文）					
收货人	（中文）					
	（外文）					
货物名称（中/外文）	HS 编码	产地	数/重量	货物总值	包装种类及数量	

运输工具名称号码		贸易方式		货物存放地点	
合同号		信用证号		用途	
发货日期		输往国家（地区）		许可证/审批号	
启运地		到达口岸		生产单位注册号	

集装箱规格、数量及号码

| 合同、信用证订立的检验检疫条款或特殊要求 | 标记及号码 | 随附单据（划"√"或补填） | |
| | | □合同
□信用证
□发票
□换证凭单
□装箱单
□厂检单 | □包装性能结果单
□许可/审批文件 |

需要证单名称（划"√"或补填）		*检验检疫费	
□品质证书　　　_正_副 □重量证书　　　_正_副 □数量证书　　　_正_副 □兽医卫生证书　_正_副 □健康证书　　　_正_副 □卫生证书　　　_正_副 □动物卫生证书　_正_副	□植物检疫证书 □熏蒸/消毒证书　　_正_副 □出境货物换证凭单　_正_副 □出境货物通关单	总金额 （人民币元）	
		计费人	
		收费人	

报检人郑重声明： 　1. 本人被授权报检。 　2. 上列填写内容正确属实，货物无伪造或冒用他人的厂名、标志、认证标志，并承担货物质量责任。 　　　　　　　　　　签名：_____	领取证单	
	日期	
	签名	

◆国家出入境检验检疫局制

注：有"＊"号栏由出入境检验检疫机关填写。

1. 编号：由检验检疫机构受理报检人员填写，共15位数字。前6位为检验检疫局机关代码，第7位为出境货物报检类代码"2"，第8、9位为年代码，第10～15位为流水号。

2. 报检单位：填写报检单位的中文名称全称，并加盖报检单位公章或已向检验检疫机构备案的"报检专用章"。

3. 报检单位登记号：应填写报检单位在检验检疫机构备案或注册登记取得的10位数代码。前4位为检验检疫机构代码，第5位为企业类别（9代理报检，其他自理报检），后5位为流水号。

4. 联系人：报检本批货物的报检员的姓名。电话：报检人员的联系电话。当企业报检员或联系电话更换时，应及时修改有关信息。

5. 报检日期：检验检疫机构接受出口货物报检的日期，而非报检员申请报检的日期。

6. 发货人：外贸合同中的卖方。中英文名称均需填写。对于出境货物，有时会出现贸易商和生产加工单位不一致的情况，此时不能将发货人填制为生产加工单位。

7. 收货人：外贸合同中的收货人（consignee），由于收货人一般为国外公司，很多公司没有相应的中文名称，因此，收货人中文一栏可以填制"＊＊＊"。

8. 货物名称（中/外文）：进口货物的品名，应与进口合同、发票所列一致。如为废旧货物应注明。

不得填写笼统的名称或与客户约定的代码。不得直接使用HS编码对应的品名。

9. HS编码：指由进出口货物的税则号列及符合海关要求的附加号码组成的10位编号。HS编码应填写货物的8位税则号列，以及第9、10位附加编号，并以当年海关公布的商品税则编码分类为准。

10. 产地：指货物的生产（加工）地，填写省、市、县名。填制时，一般应具体到县市行政区名称。

对于经过几个地区加工的货物，以最后一个对货物进行实质性加工的地区作为产地。进口货物复出口的，产地填"境外"。

11. 数/重量：应填写本批货物的数/重量，注明数/重量单位，应与合同．发票或报关单上所列一致。重量一般填写净重。

填制数/重量时，对于HS编码对应的第一计量单位必须输入，且不得对计量单位进行修改。第一计量单位填制完毕后，可以同时填制另一项数/重量。有些货物数/重量可能无法同时填写，则只需要填制其标准计量单位的一项。如：报检一批冻鱼片，HS编码为0304299090，其对应的法定计量单位为"千克"，在填制报检单时，按规范填制重量后，无须再填制数量。

12. 货物总值：填报同一项号下进出口货物实际成交的货物价格。应按合同、发票所列的货物总值和币种填写。对于非贸易性进出口货物等没有合同、发票情况的，按报关价填制。

13. 包装种类及数量：应根据进出口货物的实际外包装种类和数量，选择填写相应的包装种类及数量，注明包装的材质。

在申报系统中无法选择对应的包装种类的，应选填"其他"，并手填上具体的包装种类。

14. 运输工具名称号码：出境货物报检时，一般只能初步确定运输工具的种类，对于运输工具名称和号码一般无法确定。在填制时，可以只对运输工具类别进行填制，如"船舶"，船名航次号可填制"＊＊＊"。

15. 贸易方式：填写该批货物的贸易方式。常用的贸易方式有一般贸易、来料加工、进料加工、补偿贸易等。

16. 货物存放地点：填写本批货物存放的具体地点、厂库。

17. 合同号：填写对外贸易合同（包括协议和订单）的编号。特殊情况无合同号的，应注明原因。如，长期客户无合同。

18. 信用证号：填写本批货物对应的信用证编号。对于不以信用证（L/C）方式结汇的，应注明结汇方式，如M/T（信汇）、T/T（电汇）、D/D（票汇）、D/P（付款交单）、D/A（承兑交单），这些一般在发票（INVOICE）的付款条件（PAYMENT TERMS）中查找。

19. 用途：填写本批货物的用途。根据实际情况，按照"用途代码表"选填种用或繁殖、食用、奶用、观赏或演艺、伴侣动物、实验、药用、饲用、介质土、食品包装材料、食品加工设备、食品添加剂、食品容器、食品洗涤剂、食品消毒剂、其他。对于选择"其他"的，应在报检单中手填具体的用途。

20. 发货日期：填写出境货物预定装运发货的日期。

21. 输往国家和地区：按照国别（地区）代码表选择填报相应国别（地区）的中文名称。填制出境货物最终输往的国家或地区。

对发生运输中转的货物，如中转地未发生任何商业性交易，则"输往国家"不变；如中转地发生商业性交易，则以中转地作为"输往国家"。

特殊：出口至中国境内保税区、出口加工区的，填"保税区""出口加工区"。

22. 许可证/审批号：需办理出境许可证或审批的货物应填写有关许可证号或审批号。如：木制品、机电产品、玩具、食品等。

23. 启运地：填写出境货物的报关地的口岸。

24. 到达口岸：指本批货物最终抵达目的地停靠口岸名称。货物经海运至某口岸再陆运至最终收货地点，按货物最终卸离船舶的口岸为到达口岸。例如：货物从中国海运经新加坡至荷兰鹿特丹，再陆运至瑞士，报检单中到达口岸应填制为"鹿特丹"。

25. 生产单位注册号：填写本批货物生产、加工单位在检验检疫机构的10位数备案登记代码。

26. 集装箱规格、数量及号码：装载出口货物的集装箱的具体规格、数量和集装箱体两侧标示的全球唯一编号。应与提单一致。

27. 合同、信用证订立的检验检疫条款或特殊要求：填制合同中特别订立的有关质量、卫生等条款或报检单位对本批货物检验检疫、出证等工作的特殊要求。

28. 标记及号码：填写本批货物标记号码（唛头）中除了图形以外的所有文字和数字，其英文：Marks、Marking、MKS、Marks & No.、Shipping Marks等。应与合同、提单、发票和货物实际状况保持一致。若没有标记号码，填"N/M"，不能填制为"＊＊＊"。

29. 随附单据：根据实际向检验检疫机构提供的单据，在对应的"□"内打"√"或补填。

30. 需要证单名称：根据所需向检验检疫机构申请出具的证单，在对应的"□"打"√"或补填，并注明所需证单的正副本数量。

31. 报检人郑重声明：由报检人员亲笔签名，不得打印，签名人应是取得《报检员证》并负责办理本批货物报检手续的人员。

32. 检验检疫费：由检验检疫机构计/收费人员核定费用后填写。

33. 领取证单：由报检人员在领取证单时填写领证日期并签名。

二、《出入境货物包装检验申请单》填制要求

中华人民共和国出入境检验检疫
出入境货物包装检验申请单

日期： 年 月 日   * 编号＿＿＿＿＿＿＿＿

申请人 （加盖公章）	（单位）			联系人	
	（地址）			电话	
包装使用人			包装容器标志及批号		
包装容器名称 及规格					
包装容器生产厂					
原产料名称及产地			包装质量许可证号		
申请项目（划"√"）	□ 危包性能　□ 危包使用　□一般包装性能　□食品包装 □				
数 量		包装容器编号			
生产日期		存放地点			
危包性能检验结果单号					
运输方式（划"√"）	□ 海运　　□ 空运　　□ 铁路　　□ 公路 □				
拟装货物名称及形态			密度		
拟装货物单件毛重		单件净重		联合国编号	
装运口岸		提供单据（划"√"）	□合同 □信用证 □厂检单 □		
装运日期		集装箱上箱次装货名称			
输往国家		合同、信用证等对包装的特殊要求		*检验费	
分证单位 及数量				总金额 （人民币元）	
				计费人	
				收费人	
申请人郑重声明： 上列填写内容正确属实，并承担法律责任。 　　　　　　　　签名：＿＿＿＿＿＿＿＿			领取证单		
			日期		
			签名		

注：有"＊"号栏由出入境检验检疫机关填写　　　　　　　　◆国家出入境检验检疫局制

1. 日期：检验检疫机构受理报检的日期。

2. 编号：由检验检疫机构受理报检人员填写，共15位数字。前6位为检验检疫局机关代码，第7位为包装报检类代码"3"，第8、9位为年代码，第10～15位为流水号。

3. 申请人（加盖公章）：填写报检单位的全称，并加盖报检单位公章或已向检验检疫机构备案的"报检专用章"。

4. 联系人：填写报检人员姓名。电话：报检人员的联系电话。当企业报检员或联系电话更换时，应及时修改有关信息。

5. 包装使用人：根据实际情况填制包装的使用单位。

6. 包装容器名称及规格：填制所报检包装容器的名称和规格。名称需在申报系统中通过点击下拉框进行选择。对于无对应的名称的，可在报检单中手填。

7. 包装容器生产厂：填制包装容器的生产单位。

8. 原材料名称及产地：填制制造包装容器原材料的名称和产地。产地应具体到县市行政区域，从国外进口的，填制"境外"。

9. 包装容器标志及批号：根据实际情况填制包装容器的标志及批号。无标志的，填制"N/M"。

10. 包装质量许可证号：填制包装生产单位的质量许可证号码，只在办理危险品包装性能检验报检时填制，其他情况下填制"＊＊＊"。

11. 申请项目（划"√"）：根据实际情况选择"危包性能""危包使用""一般包装性能"和"食品包装"填报。危包性能适用于对装运危险货物的包装进行性能鉴定；危包使用适用于对装运危险货物的包装进行使用鉴定；一般包装性能适用于对一般货物运输包装进行性能鉴定；食品包装适用于对出口食品包装及材料进行安全卫生检验。但是报检员在录入数据时，只有三种包装报检类别，即：普包性能、危包性能和危包使用，一般包装性能和食品包装在系统中均录入普包性能。

12. 数量：填制包装具体数量。

13. 包装容器编号：包装容器有编号的，填制相应的编号。

14. 生产日期：填制包装容器的生产完毕日期。

15. 存放地点：填制包装容器的具体存放地点。

16. 危包性能检验结果单号：办理危险货物包装使用鉴定时，填制该批包装的性能鉴定结果单的号码。其他情况下填制"＊＊＊"。

17. 运输方式（划"√"）：根据实际情况选择"海运""空运""铁路""公路"，或者在此栏最后空白处手填。

18. 拟装货物名称及形态：填制包装容器拟装载的货物名称。形态根据实际情况选择"固态""液态""气态"。

19. 密度：填制拟装货物的密度。

20. 拟装货物单件毛重、净重：根据实际情况填制。

21. 联合国编号：拟装货物属于危险品的，填制危险货物的联合国编号。拟装货物不属于危险品的，填制"＊＊＊"。

22. 装运口岸：填制货物装运出境的口岸，一般为报关地口岸。

23. 装运日期：填制货物拟装运出境的日期。

24. 提供单据（划"√"）：选择报检时所提供的单据种类，从"合同""信用证""厂检单"中选择，其他单据在此栏最后空白处手填。

25. 集装箱上箱次装货名称：对于重复使用的包装容器，填制其上次所装货物名称。其他情况下填制"＊＊＊"。

26. 输往国家：填制已知出境货物的最终运抵国家或地区。

27. 分证单位及数量：属于分证报检的，填制相关分证信息。

28. 合同、信用证等对包装的特殊要求：合同或信用证中对包装检验有特殊要求，以及报检人对包装检验及出证方面的特殊要求。无特殊要求的，填制"无"，不能填制为"＊＊＊"。

29. 检验费：由检验检疫机构人员填写。

30. 申请人郑重声明：由报检人员亲笔签名，不得打印。

31. 领取证单：由报检人员在领取证单时填写领证日期并签名。

第八章　出入境货物报检随附单证

【知识目标】

熟悉出入境货物报检的一般单据要求；

掌握入境特殊货物报检的单据要求；

掌握出境特殊货物报检的单据要求。

【能力目标】

能够完整地申报并提供不同货物出入境报检所需的单据。

【引例】

小林所在的贸易公司主要从事进口活动物，提供给 C 企业加工成肉类产品出口，小林在报检中必须申报哪些单据？如何申报？

第一节　入境货物报检随附单证

一、入境货物报检一般单据

入境货物报检时，应填制《入境货物报检单》并提供外贸合同、发票、装箱单、提（运）单等必要凭证及其他检验检疫机构要求提供的特殊单证。

二、入境货物报检特殊单据

（一）动物及动物产品入境报检应提供的单据

1. 动物及动物遗传物质

货主或其代理人在办理入境报检手续时，除按报检的一般要求填制《入境货物报检单》并提供外贸合同、发票、装箱单、提（运）单外，还应提供以下单据：

（1）原产地证书；

（2）输出国家或地区官方出具的检疫证书正本；

（3）《进境动植物检疫许可证》正本（分批进口的，还需提供许可证复印件进行核销）；

（4）《隔离场使用证》（进口种用、观赏用水生动物、畜、禽等活动物的应提供）；

（5）备案证明书（输入动物遗传物质的，应提供经所在地直属检验检疫局批准并出具的使用单位备案证明书）。

无输出国家或地区官方机构出具的有效检疫证书，或者未依法办理检疫审批手续的，检验检疫机构根据情况作退回或销毁处理。

2. 肉类产品及水产品

肉类产品及水产品进境前或入境时，货主或其代理人应当持外贸合同、发票、装箱单、提（运）单，除此之外还应提供以下单据：

（1）原产地证书；

（2）《进境动植物检疫许可证》正本；

（3）输出国家或地区官方机构出具的检验检疫证书正本；

（4）经港澳地区中转的肉类产品，必须加验港澳中检公司签发的检验证书正本。没有港澳中检公司的检验证书正本，不得受理报检；

（5）对列入《实施企业注册的进口食品目录》的水产品，报检时还应当提供注册编号。

3. 动物源性饲料及饲料添加剂

货主或者其代理人应当在饲料入境前或者入境时向检验检疫机构报检，报检时除基本单据外还应当提供以下单据：

（1）原产地证书；

（2）《进境动植物检疫许可证》；

（3）输出国家或者地区检验检疫证书、《进口饲料和饲料添加剂产品登记证》（复印件）。

4. 其他动物产品及其他检疫物

货主或者其代理人应当在饲料入境前或者入境时向检验检疫机构报检，报检时应当提供原产地证书、输出国家或者地区检验检疫证书、贸易合同、信用证、提单、发票等，并根据对产品的不同要求提供《进境动植物检疫许可证》。

（二）植物及植物产品入境报检应提供的单据

1. 种子、苗木等植物繁殖材料

货主或其代理人报检时应填写《入境货物报检单》，并随附合同、发票、装箱单、提单等，此外还应提供以下单据：

（1）农林部门签发的《种子、苗木检疫审批单》或《引进林木种子、苗木和其他繁殖材料检验审批单》；

（2）输出国官方《植物检疫证书》、产地证；

（3）必要的隔离检疫场许可证；

（4）如系转基因产品，农业部颁发《转基因生物安全证书》和《转基因标志审查批准文件》；

（5）如带介质土，应提供质检总局颁发的《进境动植物检疫许可证》（适用于需国家质检总局审批的种子、苗木）或《引进种子、苗木检疫审批单》或《引进林木种子、苗木和其他繁殖材料检疫审批单》及输出国官方植物检疫证书、原产地证等有关文件。

2. 水果、烟叶和茄科蔬菜

货主或其代理人报检时应填写《入境货物报检单》并随附合同、发票、装箱单、提单、《进境动植物检疫许可证》及输出国官方植物检疫证书、原产地证等有关文件。

3. 粮食和植物源性饲料

货主或者其代理人应当在入境前向入境口岸检验检疫机构报检，报检时应填写《入境货物报检单》并随附合同、发票、提单、约定的检验方法标准或成交样品、原产地证及其他有关文件，并根据产品的不同要求提供《进境动植物检疫许可证》、输出国家或地区官方检疫证书。

需要办理并取得农业部《进口饲料和饲料添加剂产品登记证》的产品还应提供《进口饲料和饲料添加剂产品登记证》复印件。

转基因产品还须查验农业部颁发的《农业转基因生物安全证书（进口）》《农业转基因生物标识审查认可批准文件》正本。

4. 其他植物产品

进口原木须附有输出国家或地区官方检疫部门出具的植物检疫证书，证明不带有中国规定的检疫性有害生物或双边植物检疫协定中规定的有害生物和土壤。

进口原木带有树皮的，应当在输出国家或地区进行有效的除害处理，并在植物检疫证书中注明除害处理方法、使用药剂、剂量、处理时间和温度；进口原木不带树皮的，应在《植物检疫证书》中做出声明。

进口干果、干菜、原糖、天然树脂、土产类、植物性油类产品等，货主或者其代理人应当根据这些货物的不同种类进行不同的报检准备。需要办理检疫审批的，如干辣椒等，在货物入境前事先提出申请，办理检疫审批手续，取得许可证。在进口上述货物前应当持合同、输出国官方出具的植物检疫证书向检验检疫机构报检，约定检疫时间。

5. 转基因产品

（1）进境转基因产品的报检。

报检时，应在《入境货物报检单》的货物名称栏注明是否为转基因产品。申报为转基因产品的，除按规定提供有关单证外，还应当提供法律法规规定的主管部门签发的《农业转基因生物安全证书》和《农业转基因生物标识审查认可批准文件》。

（2）过境转基因产品的报检。

货主或其代理人应当事先向国家质检总局提出过境许可申请，并提交以下资料：

①《转基因产品过境转移许可证申请表》；

②输出国家或地区有关部门出具的国（境）外已进行相应的研究证明文件或者以允许作为相应用途并投放市场的证明文件；

③转基因产品的用途说明和拟采取的安全防范措施；

④其他相关资料。

（三）食品入境报检应提供的单据

1. 报检范围

报检范围包括食品、食品添加剂和食品相关产品。食品是指各种供人食用或者饮用的成品和原料，以及按照传统既是食品又是药品的物品，但不包括以治疗为目的的物品。

2. 报检要求

报检人按规定填写《入境货物报检单》，提供合同、发票、装箱单、提（运）单等必要凭证和相关批准证明文件，如动植物源性食品，还应根据产品的不同要求提供相应的《进境动植物检疫许可证》、输出国家或者地区出具的检验检疫证书及原产地证书。

经出入境检验检疫机构检验合格，海关凭出入境检验检疫机构签发的通关证明放行。

3. 进口食品包装容器、包装材料

食品包装容器、包装材料是指已经与食品接触或预期会与食品接触的进口食品内包装、销售包装、运输包装及包装材料。国家质检总局对食品包装进口商实施备案管理。对进口食品包装产品实施检验。

作为商品直接进口的与食品接触材料和制品及已盛装进口食品的食品包装，应向到货地口岸检验检疫机构报检。报检时应填写《入境货物报检单》，同时随单提供提单、合同、发票、装箱单等，还应提交《出入境食品包装备案书》（复印件）。经检验合格出具《入境货物检验检疫证明》。

（四）人类食品和动物饲料添加剂及原料产品

货主或其代理人应当在入境前，向入境口岸检验检疫机构办理报检手续。报检时除提供合同、发票、箱单、提（运）单等资料外，还应该注意以下内容：

（1）对申报用于人类食品或动物饲料添加剂及原料的产品，报检时须注明用于人类食品加工或用于动物饲料加工，由检验检疫机构进行检验检疫，海关凭出入境检验检疫机构签发的《入境货物通关单》办理放行手续。

（2）对申报仅用于工业用途，不用于人类食品或动物饲料添加剂及原料的产品，企业须提交贸易合同及非用于人类食品或动物饲料添加剂及原料的证明。

对检验检疫类别仅为 R 或 S（食品卫生监督检验）的，直接签发《通关单》；检验检疫类别非 R 或 S 的，按规定实施品质检验。

（3）进口 124 种入境人类食品和动物饲料添加剂及原料产品时，外包装上须印明产品用途（用于食品加工、动物饲料加工或仅用于工业用途），所印内容必须与向检验检疫机构申报的用途一致。

（五）化妆品

报检人应在入境前或入境时向海关报关地检验检疫机构报检，按规定填制《入境货物报检单》并提供以下单据：

（1）合同、发票、装箱单、提（运）单；

（2）进口化妆品标签检验相关资料（化妆品中文标签样张和外文原标签及翻译件、化妆品成分配比等）；

（3）卫生部进口化妆品卫生许可批件（备案证书）。

（六）玩具

列入《法检商品目录》及法律、行政法规规定必须经检验检疫机构检验的进口玩具。检验检疫机构对《法检商品目录》外的进口玩具按照国家质检总局的规定实施抽查检验。

（1）进口玩具的收货人或者其代理人应在入境前或入境时向报关地检验检疫机构报检。应当如实填写入境货物报检单，提供外贸合同、发票、装箱单、提（运）单等有关单证。

（2）对列入《强制性产品认证目录》的进口玩具，应当提供强制性产品认证证书复印件。

（3）对未列入《强制性产品认证目录》内的进口玩具，报检人已提供进出口玩具检测实验室出具的合格的检测报告的，检验检疫机构对报检人提供的有关单证与货物是否相符进行审核。对未能提供检测报告或者经审核发现有关单证与货物不相符的，应当对该批货物实施现场检验并抽样送玩具实验室检测。

（七）机电产品

1. 旧机电产品报检单证

旧机电产品报检单证包括以下内容。

（1）《强制性产品认证证书》。

（2）装运前检验的旧机电产品：

《进口旧机电产品装运前检验备案书》（正本）；

《进口旧机电产品装运前预检验证书》（正本）；

《进口旧机电产品装运前检验报告》（正本）。

（3）无须装运前检验的产品，须提供《进口旧机电产品免装运前预检验证明书》（正本）。

2. 进口电池产品报检单证

进口电池产品含汞的报检单证包括《电池产品汞含量检测合格确认书》和《进出口电池产品备案书》；不含汞的提供《进出口电池产品备案书》。

（八）汽车

报检时提供的单证除报检单、合同、发票、提（运）单外，还应提供以下单据：

（1）装箱单（列明车架号）；

（2）《中国国家强制性产品认证证书》复印件；

（3）非氯氟烃（CFCS）为制冷工质的汽车空调器压缩机的证明；

（4）海关进口货物报关单；

（5）外经贸主管部门出具的进口许可证或配额证明等证单；

（6）有关技术资料。

口岸检验检疫机构审核后签发《入境货物通关单》和《进口机动车辆随车检验单》（一车一单）。

单位用户需提供营业执照或批准文件复印件；私人用户自用的进口机动车辆报检时须提供车主的身份证及复印件，或户口簿及复印件。

（九）石材、涂料

1. 石材的报检应提供的单据

（1）外贸基本单据：合同、发票、提（运）单和装箱单等外贸单证。

（2）石材说明书：注明石材原产地、用途、放射性水平类别和适用范围等。报检人未提供说明书或者说明书中未注明的，均视为使用范围不受限制，检验时依据最严格限量要求进行验收。

2. 涂料的报检应提供的单据

（1）合同、发票、提单和装箱单等资料。

（2）《进口涂料备案书》或其复印件。

（十）入境可用作原料的废物

进口废物原料运抵口岸时除应提供合同、发票、装箱单、提（运）单外，还要提供《进口可用作原料的固体废物国外供货商注册登记证书》（复印件）、《进口可用作原料的固体废物国内收货人注册登记证书》（复印件）、《装运前检验证书》和《废物原料进口许可证》（检验检疫联）。

（十一）特殊物品入境报检应提供的单据

出入境特殊物品报检时，报检人须携带《入/出境特殊物品卫生检疫审批单》及合同、发票、提单等相关资料，到口岸检验检疫机构办理《入境货物通关单》，由口岸检验检疫局有关部门实施查验。

（十二）展览物品入境报检应提供的单据

（1）展览物品入境前或入境时，货主或其代理人应持有关证单向报关地检验检疫机构报检。

（2）需进行检疫审批的动植物及其产品，应提供相应的检疫审批手续。

（3）入境展览物为旧机电产品的应按旧机电产品备案手续办理相关证明。

（4）如属于ATA单证册项下的展览品，可以ATA单证册作为证明文件报检。ATA单证册项下的展览品涉及动植物及其产品检疫或卫生检疫的，应按相关规定实施检疫。

第二节　出境货物报检随附单证

一、出境货物报检一般单据

出境货物报检时，应填制《出境货物报检单》并提供外贸合同、发票、装箱单等必要凭证及其他检验检疫机构要求提供的特殊单证。

二、出境货物报检特殊单据

（一）动物及动物产品

1. 动物的报检

报检时除应填写《出境货物报检单》，并提供合同、信用证、发票、装箱单，还需按检疫要求出具下列有关单证：

（1）出境观赏动物的，应提供贸易合同或展出合约、产地检疫证书。

（2）输出国家规定的保护动物的，应有国家濒危物种进出口管理办公室出具的许可证。

（3）输出非供屠宰用的畜禽，应有农牧部门品种审批单。

（4）输出实验动物，应有由国家濒危物种进出口管理办公室出具的《允许进出口证明书》。

（5）输出实行检疫监督的输出动物，须出示生产企业的输出动物检疫许可证。

（6）出境野生捕捞水生动物的，应提供以下单证：

①所在地县级以上渔业主管部门出具的捕捞船舶登记证和捕捞许可证；

②捕捞渔船与出口企业的供货协议（应由捕捞船只负责人签字）；

③检验检疫机构规定的其他单证；

④进口国家或地区对捕捞海域有特定要求的，报检时应当申明捕捞海域。

（7）出境养殖水生动物的，应提供《出境水生动物养殖场/中转场检验检疫注册登记证》（复印件），并交验原件。

2. 动物产品及其他检疫物的报检

报检时除应按规定填写《出境货物报检单》，并提交外贸合同、发票、装箱单等有关外贸单证外，还应提供如下单证：

（1）出境动物产品生产企业（包括加工厂、屠宰厂、冷库、仓库）的卫生注册登记证。

（2）如果出境动物产品来源于国内某种属于国家级保护或濒危物种的动物、濒危野生动植物种国际贸易公约中的中国物种的动物，报检时必须递交国家濒危物种进出口管理办公室出具的《允许出口证明书》。

（3）批量较小的边境贸易出境水产品，报检时应提供出境水产品有关的单证资料，如出口企业备案证书或食品生产许可证、企业产品检测报告等。

3. 水产品的报检

报检时除应按规定填写《出境货物报检单》，并提交外贸合同、发票、装箱单等有关外贸单证外，还应提供如下单证：

（1）生产企业检验报告（出厂合格证明）；

（2）出货清单；

（3）所用原料中药物残留、重金属、微生物等有毒有害物质含量符合输入国家或地区以及我国要求的书面证明。

（二）植物及植物产品

除按规定填写《出境货物报检单》，并提交外贸合同、信用证、发票、装箱单等有关外贸单证外，还应提供如下单证：

（1）出境濒危和野生动植物资源的，须出示国家濒危物种进出口管理办公室或其授权的办事机构签发的允许出境证明文件。

（2）输往欧盟、美国、加拿大等国家或地区的出境盆景，应提供《出境盆景场/苗木种植场检疫注册证》。

（3）出境水果来自注册登记果园、包装厂的，应当提供《注册登记证书》（复印件），来自本辖区以外其他注册果园的，由注册果园所在地检验检疫机构出具水果《产地供货证明》。

（4）供港澳蔬菜，报检时应当提交供港澳蔬菜加工原料证明文件、出货清单以及出厂合格证明。

（三）机电产品

1. 小家电产品

除按规定填写《出境货物报检单》，并提交外贸合同、信用证、发票、装箱单等有关外贸单证外，还应提供如下单证：

（1）国家质检总局指定的实验室出具的产品合格有效的型式试验报告（正本）；

（2）列入强制性产品认证的还应提供强制性产品认证证书和认证标志；

（3）以非氯氟烃为制冷剂、发泡剂的家用电器产品和以非氯氟烃为制冷工质的家用电器产品用压缩机出口时，应提供为非氯氟烃制冷剂、发泡剂的证明（包括产品说明书、技术文件以及供货商的证明）。

2. 电池

除按规定填写《出境货物报检单》，并提交外贸合同、信用证、发票、装箱单等有关外贸单证，还应提供《进出口电池产品备案书》（正本及复印件）。

（四）食品

报检人除按规定填写《出境货物报检单》，并提交外贸合同、信用证、发票、装箱单等有关外贸单证外，还应提供如下相应单证：

（1）生产企业（包括加工厂、冷库、仓库）的《出口食品生产企业备案证明》；

（2）检验检疫机构出具的《出入境食品包装及材料检验结果单》；

（3）出口预包装食品的，还应提供与标签有关的标签样张和翻译件；

（4）对申报仅用于工业用途，不用于人类食品添加剂及原料的产品，须提交合同及非用于人类食品和动物饲料添加剂及原料产品用途的证明。

对申报用于人类食品添加剂及原料的产品，在报检时须注明用于人类食品加工。

（五）饲料和饲料添加剂

除按规定填写《出境货物报检单》，并提交外贸合同、信用证、发票、装箱单等有关外贸单证外，还应根据以下要求提供相应的单证：

（1）《出口饲料生产、加工、存放企业检验检疫注册登记证》（复印件）；

（2）出厂合格证明等单证：指注册登记的出口饲料或饲料添加剂生产、加工企业出具的，证明其产品经本企业自检自控体系评价为合格的文件；

（3）对申报仅用于工业用途，不用于饲料添加剂及原料的产品，须提交贸易合同及非用于动物饲料添加剂及原料产品用途的证明。

对于申报用于动物饲料添加剂及原料的产品，报检时须注明用于动物饲料加工。

（六）化妆品

除按规定填写《出境货物报检单》，并提交外贸合同、信用证、发票、装箱单等有关外贸单证外，还应提供如下相应单证：

（1）出口预包装化妆品，还应提供与标签检验有关的标签样张和翻译件。

（2）首次出口的化妆品必须提供以下文件：

①出口化妆品企业营业执照、生产许可证、卫生许可证、生产企业备案材料及法律、行政法规要求的其他证明。

②自我声明。声明化妆品符合进口国家（地区）有关法规和标准的要求，正常使用不会对人体健康产生危害等内容。

③产品配方。

④销售包装化妆品成品应当提交外文标签样张和中文翻译件。

⑤销售特殊用途包装化妆品成品应当提供相应的卫生许可批件或具有相关资质的机构出具的是否存在安全性风险物质的有关安全性评估资料。

⑥安全性评价资料和产品成分表（包括特殊化妆品）以供检验检疫机构备案。

上述文件提供复印件的，应当同时交验正本。

（七）玩具

除按规定填写《出境货物报检单》，并提交外贸合同、信用证、发票、装箱单等有关外贸单证外，还应提供如下相应单证：

（1）出口玩具注册登记证书（复印件）。

（2）该批货物符合输入国家或地区的标准或技术法规要求的声明。输入国家或地区的技术法规和标准无明确规定的，提供该批货物符合我国国家技术规范的强制性要求的声明。

（3）玩具实验室出具的检测报告。

（4）出口日本的玩具，须同时提供安全项目检测合格报告和能证明其产品满足日本玩具法规要求（特别是满足相关的化学项目要求）的检测报告。

（5）国家质检总局规定的其他材料。

（八）木制家具、竹木草制品

1. 木制品及木制家具

除按规定填写《出境货物报检单》，并提交外贸合同、信用证、发票、装箱单等有关外贸单证外，还应如下相应单证：

（1）产品符合输入国家或地区的技术法规、标准或国家强制性标准质量的符合性声明；

（2）输入国家（地区）技术法规和标准对木制家具机械安全项目有要求的，提供相关检测报告。

2. 竹木草制品

除按规定填写《出境货物报检单》，并提交外贸合同、信用证、发票、装箱单等有关外贸单证，一类、二类企业报检时还应当同时提供《出境竹木草制品厂检记录单》。

（九）危险货物

1. 烟花爆竹

除按规定填写《出境货物报检单》，并提交外贸合同、信用证、发票、装箱单等有关外贸单证，还应提供如下相应的单证：

（1）出境货物运输包装性能检验结果单；

（2）出境危险货物运输包装使用鉴定结果单；

（3）生产企业对出口烟花爆竹的质量和安全做出承诺的声明；

（4）出口规格为 6 英寸及以上的礼花弹产品时，在口岸查验时，需提供检验检疫机构出具的分类定级试验报告和 12 米跌落试验合格报告。

2. 打火机、点火枪类商品

除按规定填写《出境货物报检单》，并提交外贸合同、信用证、发票、装箱单等有关外贸单证，还应提供如下单证：

（1）出口打火机、点火枪类商品生产企业自我声明；

（2）出口打火机、点火枪类商品生产企业登记证；

（3）出口打火机、点火枪类商品的型式试验报告；

（4）出境货物运输包装性能检验结果单；

（5）出境危险货物运输包装使用鉴定结果单。

3. 危险化学品

出口危险化学品的报检人除按《报检规定》的要求提供相关外贸单证外，还应提供如下单证：

（1）出口危险化学品生产企业符合性声明；

（2）《出境危险货物包装容器性能检验结果单》（散装货物除外）；

（3）危险特性分类鉴别报告；

（4）安全数据单、危险公示标签样本（如是外文样本，应当提供对应的中文翻译件）；

（5）对需要添加抑制剂或稳定剂的产品，应提供实际添加抑制剂或稳定剂名称、数量等情况说明。

（十）木质包装

使用加施标识木质包装的出口企业，在货物出口报检时，除按规定填写《出境货物报检单》，并提交外贸合同、信用证、发票、装箱单等有关外贸单证，还应向检验检疫机构出示《出境货物木质包装除害处理合格凭证》，供现场检验检疫人员查验放行和核销。

（十一）货物运输包装容器

1. 一般货物运输包装容器

报检应提供以下单据：

（1）出境货物运输包装检验申请单；

（2）生产单位出具的该批包装容器检验结果单；

（3）包装容器规格清单；

（4）客户订单及对包装容器的有关要求；

（5）该批包装容器的设计工艺、材料检验标准等技术资料。

2. 危险货物包装容器

（1）出境危险货物运输包装容器的性能检验。

报检应提供单据包括出境货物运输包装检验申请单；运输包装容器生产厂的《出口危险货物运输包装容器质量许可证》；该批运输包装容器的生产标准；该批运输包装容器的设计工艺、材料检验标准等技术资料。

（2）出境危险货物运输包装容器的使用鉴定。

报检应提供单据包括出境货物运输包装检验申请单；出境货物运输包装性能检验结果单；危险货物说明，包括提供危险货物的危险特性分类鉴别报告、安全数据表和危险信息公示标签样本，对于首次使用的包装容器，还应提供6个月以上内装物与包装相容性试验报告或相容性自我声明；出口气体发生器类产品的包装申报时，须提供中国合格评定国家认可委员会认可的检验机构出具的6（C）篝火试验检测报告；其他相关材料。

3. 食品包装

除需提供生产企业厂检合格单、销售合同外，还需提供以下单证：

（1）出入境货物运输包装检验申请单；

（2）该食品包装的周期检测报告及原辅料检测报告。

食品包装生产企业在提供出口食品包装给出口食品生产企业前，应到所在地检验检疫机构申请对该出口食品包装的检验检疫。出口食品报检时需提供检验检疫机构出具的《出境货物运输包装性能检验结果单》，并应注明出口国别。

4. 食品接触产品

除在报检时填写《出境货物申请单》，并提交外贸合同、信用证、发票、装箱单等有关外贸单证，还应提供《出口食品接触产品符合性声明》、产品检测报告等符合性证明文件。

企业提供的产品检测报告中材质、器型、生产工艺等信息应与报检产品相符，且应按照产品输往国家和地区技术法规标准实施检测。

（十二）小型气体容器

除在报检时填写《出境货物运输包装检验申请单》，并提交外贸合同、信用证、发票、装箱单等有关外贸单证，还应提供小型气体容器的产品标准、性能试验报告和包装件厂检合格单。

（十三）对外承包工程及援外物资

在报检时应提供以下单证：

（1）援外承包总合同或项目总承包企业与生产企业签订的内部购销合同。

内部购销合同中必须统一标明"援＊国＊项目的内部购销合同"字样，以便于检验检疫机构在实施检验时，确认是否为援外物资。

（2）厂检合格证和总承包企业验收合格证明。

（3）外经贸主管部门和国家质检总局的有关批文。

（4）出境货物运输包装容器性能检验结果单。

（5）货物清单。

（十四）出境市场采购出口货物

报检时除提供《出境货物报检单》，并提供外贸合同、信用证、装箱单等有关外贸单证，还应提供以下单据：

（1）符合性声明；

（2）出口商品质量合格验收报告；

（3）商品采购票据等市场采购凭证；

（4）采购备案单位的商品的，需提供备案证明复印件质量合格验收报告和市场采购发票。

第三节 出入境货物报检单缮制实训

一、出境货物报检单缮制

请根据以下业务描述填制《出境货物报检单》的各项内容。

上海大鹏鞋业公司（自理报检单位备案登记号为 3100600018）与 Star River Import & Export Corp. Long Beach U. S. 签订如下外贸合同。该合同项下的货物 HS 编码为"6403190010"，编码对应商品名称为"野生动物皮革制鞋面其他运动鞋靴"，检验检疫类别为"N"，计量单位为"双"，货物生产完毕后存放于该公司仓库内。2015 年 10 月 25 日，该公司报检员李刚持业务员王强制作的《出境货物报检单》及随附单据到上海检验检疫机构办理报检手续。

SALES　CONTRACT

NO.：ZW780321

Date：Aug. 5，2014

The Buyer：Star River Import&Export Corp. Long Beach U. S.

The Seller：Dapeng Shoes Corp. Shanghai China

This contract is made by and between the Seller and the Buyer，where by the Seller agrees to sell and the Buyer agrees to buy the Under – mentioned goods according to the terms and conditions stipulated below：

（1）Name of Commodity："Dapeng" Sports Shoes

（2）Quantity：5,000Paris/100 Cartons

（3）Unit Price：USD 10/Pair

（4）Amount Total：USD50,000

（5）Packing：In Cartons

（6）Port of Loading：Shanghai Port

（7）Port of Destination：Long Beach U. S.

（8）Date of Shipment：Nov. 2014 by Vessel

（9）Terms of Payment：L/C（No：T3LONG43980 – 432）

（10）Shipping Mark：Dapeng/Star River

（11）Documents Required：The Certificate of Quality is issued by CIQ In One original and one copy，the L/C No. is Showed within as required.

The Buyer　　　　　　　　　　　　　　　　　　　　　　The Seller

中华人民共和国出入境检验检疫
出境货物报检单

报检单位（加盖公章）：上海大鹏鞋业公司　　　　　　　　* 编　号 _____

报检单位登记号：3100600018　　联系人：李刚　电话：021－86574×××　报检日期：2014 年 10 月 26 日

发货人	（中文）	上海大鹏鞋业公司				
	（外文）	Dapeng Shoes Corp. Shanghai China				
收货人	（中文）	***				
	（外文）	Star River Import & Export Corp. Long Beach U. S.				

货物名称（中/外文）	HS 编码	产地	数/重量	货物总值	包装种类及数量
大鹏运动鞋 Dapeng Sports Shoes	6403190010	上海	5000 双	USD 50,000	100 纸箱

运输工具名称号码	船舶	贸易方式	一般贸易	货物存放地点	本公司仓库
合同号	ZW780321	信用证号	T3LONG43980－432	用途	其他
发货日期	20151101	输往国家（地区）	美国	许可证/审批号	***
启运地	上海	到达口岸	长滩	生产单位注册号	3100600018

集装箱规格、数量及号码	***

合同信用证订立的检验检疫条款或特殊要求	标记及号码	随附单据（划"√"或补填）	
由 CIQ 出具的品质证书	Dapeng/Star River	□合同 □信用证 □发票 □换证凭单 □装箱单 □厂检单	□包装性能结果单 □许可/审批文件

需要证单名称（划"√"或补填）		* 检验检疫费	
☑品质证书　　1 正 1 副 ☑重量证书　　_正_副 ☑数量证书　　_正_副 □兽医卫生证书　_正_副 □健康证书　　_正_副 □卫生证书　　_正_副 □动物卫生证书　_正_副	□植物检疫证书 □熏蒸/消毒证书　　_正_副 □出境货物换证凭单　_正_副 □出境货物通关单	总金额（人民币元）	
		计费人	
		收费人	

报检人郑重声明： 1. 本人被授权报检。 2. 上列填写内容正确属实，货物无伪造或冒用他人的厂名、标志、认证标志，并承担货物质量责任。　　　　签名：李刚（手签）	领取证单	
	日期	
	签名	

注：有"＊"号栏由出入境检验检疫机关填写　　　　　　　　◆国家出入境检验检疫局制

二、入境货物报检单缮制

上海机床有限责任公司（3100600001）进口铰链（HS编码7315890000），货物于2015年5月20日到达上海港，一天后完成卸货。2015年5月25日报检员王丽根据所给单据填制了《入境货物报检单》，到上海检验检疫机构办理报检手续。

中华人民共和国出入境检验检疫

入境货物报检单

报检单位（加盖公章）：上海机床有限责任公司　　　　　　　编　　　号＿＿＿＿＿＿

报检单位登记号：3100600001　　联系人：王丽　　电话：021－65788×××　报检日期：2015年5月25日

收货人	（中文）上海机床有限责任公司		企业性质（划"√"）		□合资□合作□外资
	（外文）SHANGHAI MACHINE CO.，LTD				
发货人	（中文）＊＊＊				
	（外文）CHR TRADING GMBH				

货物名称（中/外文）	HS编码	原产国（地区）	数/重量	货物总值	包装种类及数量
铰链 HINGE BOLT	7315890000	法国	5,850 kg	EUR 9,900	5 木箱

运输工具名称号码	M/V GOLEN GATE BRIDGE/10W			合同号	SMC451
贸易方式	一般贸易	贸易国别（地区）	德国	提单/运单号	COSUHY5386
到货日期	20150520	启运国家（地区）	德国	许可证/审批号	＊＊＊
卸毕日期	20150521	启运口岸	汉堡	入境口岸	上海
索赔有效期至	无索赔期	经停口岸	鹿特丹	目的地	上海
集装箱规格、数量及号码	1×40' TEXU2263978				
合同订立的特殊条款以及其他要求	无		货物存放地点	工厂仓库	
			用途	其他	

随附单据（划"√"或补填）	标记及号码	＊外商投资财产（划"√"）
□合同		＊检验检疫费
□发票　□到货通知		
□提/运单　□装箱单		总金额（人民币元）
□兽医卫生证书　□品质保书	SMC	
□植物检疫证书　□理货清单	SHANGHAI	
□动物检疫证书　□磅码单	C/NO.1－5	计费人
□卫生证书　□验收报告		
□原产地证		收费人
□许可/审批文件		

报检人郑重声明：	领取证单	
1. 本人被授权报检。	日期	
2. 上列填写内容正确属实。		
签名：王丽（手签）	签名	

注：有"＊"号栏由出入境检验检疫机关填写　　　　　　　　◆国家出入境检验检疫局制

第九章　《法检目录》应用与查询

【知识目标】

熟悉法检目录的结构和调整；

掌握法检目录的应用规则；

掌握法检目录的查询方法。

【能力目标】

能够熟练应用与查询法检目录。

【引例】

AA公司进口一袋600克糖果，其中包括300克巧克力糖果和300克奶糖，报检时应如何进行商品归类？如果将糖果换成肉罐头，有牛肉、猪肉、羊肉混杂，又该如何归类？

第一节　《法检目录》的结构

一、法检目录的定义

《法检目录》全称为《出入境检验检疫机构实施检验检疫的进出境商品目录》，是检验检疫机构对 HS 编码的应用。

检验检疫机构在现行海关使用的《商品名称及编码协调制度》基础上对不同类型的商品实施不同的检验检疫监管方式。将《商品名称及编码协调制度》里其中一部分商品列入《法检目录》。列入《法检目录》的商品，检验检疫机构根据商品的具体情况分别对其实施商品检验、动植物检疫或卫生检疫。

列入《法检目录》内的进出境商品，出入境时必须向检验检疫机构报检，由检验检疫机构实施检验检疫和监管，海关凭出入境检验检疫机构签发的《入境货物通关单》或《出境货物通关单》办理验放手续。

二、《法检目录》的基本结构

《法检目录》由商品编码、商品名称及备注、计量单位、海关监管条件、检验检疫类别组成。

（1）商品编码：在原8位HS编码的基础上以末位补零的方式补足10位码。取消在第9位前的小数点。

（2）商品名称及备注：结合《海关进出口税则》的"货品名称"和"子目注释"，与《商品名称及编码协调制度》对应。

（3）计量单位：为HS编码第一标准计量单位。

（4）海关监管条件：

A：实施进境检验检疫；B：实施出境检验检疫；D：实施海关与检验检疫联合监管。

（5）检验检疫类别：

M：进口商品检验；N：出口商品检验；P：进境动植物、动植物产品检疫；Q：出境动植物、动植物产品检疫；R：进口食品卫生监督检验；S：出口食品卫生监督检验；V：进境卫生检疫；W：出境卫生检疫；L：民用商品入境验证

特别规定：国家法律法规和质检总局规章规定应当实施出入境检验检疫的进出境商品中，部分与《商品名称及编码协调制度》不能对应（如成套设备、食品添加剂等），出入境检验检疫机构仍应依法对其实施出入境检验检疫。

在出入境前实施检验检疫，凭通关单出入境的，不但包括《法检目录》里的商品，还包括目录外，但其他法律法规规定需要进行出入境检验检疫的产品。

三、《法检目录》的动态调整机制

（一）法检目录的调整原则

（1）《法检目录》中实施进出境检验检疫和监管的HS编码，包括实施进境检验检疫和监管的HS编码，实施出境检验检疫和监管的HS编码和海关与检验检疫联合监管的HS编码。

（2）《法检目录》中，部分HS编码的检验检疫和监管的特别解释，主要包括：海关监管条件为"A/B"，实施卫生检疫监管，暂不设检验检疫类别的HS编码；海关监管条件为"D"，实施海关与检验检疫联合监管，暂不设检验检疫类别的HS编码；部分HS编码（海关监管条件为"A"，检验检疫类别为"M"）项下的商品仅实施现场放射性检测，不实施品质检验；部分HS编码（海关监管条件为"A/B"，检验检疫类别为"L.M/"或检验检疫类别为空）项下的商品出口时，出入境检验检疫机构仅对进出口单位提供的非氯氟烃制冷剂、发泡剂证明（产品说明书、技术文件以及供货商的证明）进行符合性确认；部

分 HS 编码（海关监管条件为"A/B"，检验检疫类别为"R/"或海关监管条件为"/B"，检验检疫类别为空）项下的出口商品，出入境检验检疫机构实施强制性出口检验管理，但属临时强制措施，解除时另行公告。

（3）当年度《法检目录》调整与检验检疫工作开展的相关说明，主要包括：

①对新增纳入《法检目录》HS 编码的海关监管条件对应的检验检疫类别，需实施检验检疫监管项目的说明。

②HS 编码海关监管条件不变，检验检疫类别调整的情况说明。

③部分商品列入禁止出口（或进口，或进出口）范畴，HS 编码的海关监管条件由"A/B"调整为"A/"（或"/B"或为空），但《法检目录》中的海关监管条件仍分别保持不变，在海关总署发布解除禁止进（出）口公告前，各检验检疫机构停止接受上述商品的进（出）口报检。

④《法检目录》中，检验检疫类别设置为"L"的 HS 编码，具体认证适用范围按照国家质检总局、认监委的有关公告执行。

⑤根据当年度年底 HS 编码的合并、拆分、调整情况，对《法检目录》进行相应调整。

（4）对未列入《法检目录》，但国家法律法规、规章规定应当实施出入境检验检疫的进出境商品（包括成套设备），出入境检验检疫机构应依法实施出入境检验检疫。

（二）动态调整内容

（1）1999 年，原国家出入境检验检疫局根据国家出入境检验检疫局、海关总署联合下发的《关于印发〈进出口商品检验种类表〉〈进出境动植物检疫商品与 HS 目录对照表〉〈进口卫生监督检验食品与 HS 目录对照表〉的通知》，对实施进出境检验检疫的货物以目录形式进行了明确，共涉及编码商品 5 249 个。

（2）2000 年，海关总署、原国家出入境检验检疫局发布关于《法检目录》调整的公告，将《进出口商品检验种类表》《进出境动植物检疫商品与 HS 目录对照表》和《进口卫生监督检验食品与 HS 目录对照表》合并，调整为《法检目录》。《法检目录》自 2000 年 2 月 1 日起施行，调整后的《法检目录》涉及编码商品 4 113 个。原国家出入境检验检疫局、海关总署《关于印发〈进出口商品检验种类表〉〈进出境动植物检疫商品与 HS 目录对照表〉〈进口卫生监督检验食品与 HS 目录对照表〉的通知》同时废止。列入《法检目录》内的进出境商品，出入境时必须向检验检疫机构报检，由检验检疫机构实施检验检疫和监管，海关凭出入境检验检疫机构签发的《入境货物通关单》或《出境货物通关单》办理验放手续。

（3）2009 年，国家质检总局将部分初级纺织品、矿产品、石材、工业原料、皮革制品、五金工具、小家电产品等调出《法检目录》，涉及 10 位 HS 编码 640 个；将部分烟草代用品，可用于食品添加剂的化工产品，日常生活用品，婴幼儿及儿童服装，衬衣、睡衣、泳衣，家用电器，卫生器具等调入《法检目录》或增补进（出）境检验检疫类别，涉及 10 位 HS 编码 354 个。将食品级冰乙酸（海关商品编号 2915211100）新增纳入《法检目录》，实施进出境检验检疫监管。根据环保部、国家发改委、商务部、海关总署、国家质检总局 2009 第 36 号公告，将部分废物原料新增纳入《法检目录》，实施进境检验检疫监管。取消"其他电力控制或分配装置"（海关商品编号 8537209000）、"其他磷酸及偏磷酸、焦磷酸"（海关商品编号 2809201900）的海关监管条件"A"，不再实施进境检验检疫监管。

（4）2014 年，根据有关法律法规的规定和检验检疫工作需要，同时结合海关总署 2014 年《商品名称及编码协调制度》（以下简称 HS 编码）调整情况，质检总局对《出入境检验检疫机构实施检验检疫的进出境商品目录》（以下简称《目录》）进行了调整，将 13 个涉及危险化学品的 HS 编码新增列入《目录》。调整检验检疫类别的 HS 编码，10 个 HS 编码不再实施民用商品入境验证监管，取消检验检疫类别"L"，15 个 HS 编码实施民用商品入境验证监管，增设检验检疫类别"L"，4 个 HS 编码实施进出境食品卫生监管，增设检验检疫类别"R/S"，6 个 HS 编码不再实施进出境食品卫生监管，取消检验检疫类别"R/S"。实施放射性检测。前 4 位为 2516、2607、6802 项下的 HS 编码海关监管条件为"A"，检验检疫类别为"M"，仍仅实施现场放射性检测，不实施进口商品检验。

（5）2015 年，质检总局对《进出境商品目录》做出调整，调整内容主要包括：将 9401809091（儿童用汽车安全座椅）增设进/出境检验检疫监管要求"A/B"，实施进/出口商品法定检验；将 8433592000（棉花采摘机）、8708709100（其他车辆用铝合金制车轮及其零附件）、9019200000（臭氧治疗器、氧气治疗器等器具）增设进境检验检疫监管要求"A"，实施进口商品法定检验。上述调整自 2015 年 2 月 1 日起执行。取消 3002300000（兽用疫苗）的进/出境检验检疫监管要求"A/B"，检验检疫机构不再实施进/出境检验检疫。上述调整自 2015 年 1 月 1 日起执行。

四、《法检目录》的归类

检验检疫机构依据法律法规的相关规定公布并调整《法检目录》，设定检验检疫类别，开展出入境检验检疫监管工作。《法检目录》所列商品称为法定检验商品，即国家规定实施强制性检验检疫的进出境商品。

《法检目录》的归类与检验检疫类别设定对应情况如下：

第一类：活动物；动物产品（第一章至第五章）。

第二类：植物产品（第六章至第十四章）。

第三类：动、植物油、脂及其分解产品；精制的食用油脂；动、植物蜡（第十五章）。

第四类：食品；饮料、酒及醋；烟草及烟草代用品的制品（第十六章至第二十四章）。

第五类：矿产品（第二十五章至第二十七章）。

第六类：化学工业及其相关工业的产品（第二十八章至第三十八章，无第三十七章）。

第七类：塑料及其制品；橡胶及其制品（第三十九章至第四十章）。

第八类：生皮、皮革毛皮及其制品、鞍具及挽具、旅行用品、手提包及类似容器；动物肠线（蚕胶丝除外）制品（第四十一章至第四十三章）。

第九类：木及木制品；木炭；软木及软木制品；稻草、秸秆、针茅或其他编结材料制品；篮筐及柳条编结品（第四十四章至第四十六章）。

第十类：木浆及其他纤维状纤维素浆；回收（废碎）纸或纸板；纸、纸板及其制品（第四十七章至第四十八章）。

第十一类：纺织原料及纺织制品（第五十章至第六十三章，无第五十七章、第五十九章和第六十章）。

第十二类：鞋、帽、伞、杖、鞭及零件；已加工的羽毛及其制品；人造花；人发制品（第六十四章至第六十七章，无第六十六章）。

第十三类：石料、石膏、水泥、石棉、云母以及类似材料的制品；陶瓷产品；玻璃以及制品（第六十八章至第七十章）。

第十四类：天然或养殖珍珠、宝石或半宝石、贵金属、包贵金属及其制品；仿首饰、硬币（第七十一章）。

第十五类：贱金属及其制品（第七十二章至第八十三章，无第七十七章、第七十八章和第八十三章）。

第十六类：机器、机械器具、电气设备及其零件；录音机及放声机、电视图像、声音的录制和重放设备及其零件、附件（第八十四章至第八十五章）。

第十七类：车辆、航空器、船舶及有关运输设备（第八十六章至第八十九章）。

第十八类：光学、照相、电影、计量、检验、医疗或外科用仪器及设备、精密仪器及设备；钟表；乐器；上述物品的零件、附件（第九十章至第九十二章）。

第十九类：武器、弹药及其零件、附件（第九十三章）。

第二十类：杂项制品（第九十四章至第九十六章）。

第二十一类：艺术品、收藏品及古物（第九十七章）。

第二节 《法检目录》的查阅

一、商品名称与编码协调制度的基本结构

《商品名称与编码协调制度》总体结构分为三个部分：商品编码表、注释及归类总规则。

(一) 商品编码表

1. 组成

商品编码表是协调制度商品分类目录的主体，共21类，97章。它由商品编码和商品名称两个部分组成，不同商品名称对应不同的商品编码。

2. 协调制度的分类原则

（1）《协调制度》共有21类，基本上是按不同的生产行业来分"类"的。

（2）"类次"或同类次内"章次"安排的先后顺序为"动物—植物—矿物质"。

（3）同一章内一般原材料商品在前，半成品居中，制成品在后；整机与零件相比，整机在前，零件在后；列名具体的商品在前，列名一般的商品在后。

协调制度示意图如图9－1所示。

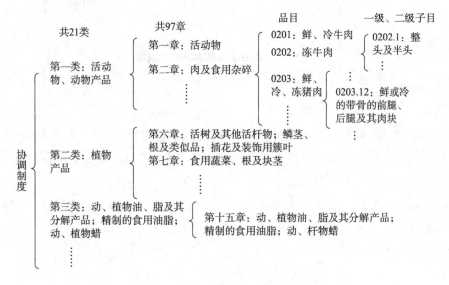

图9－1 协调制度示意图

3. 我国商品编码的表示方法

我国商品编码共8位，在《协调制度》中的编码只有6位，第7位、第8位是我国根据实际情况加入的"本国子目"。具体说明如下：

前4位是"品目（税目）条文"，前2位表示章号，后2位表示顺序号。

后4位是"子目条文"。

第5位代表一级子目，表示在品目（税目）条文下所含商品一级子目的顺序号，在商品编码表中的商品名称前用"－"表示。

第6位代表二级子目，表示在一级子目下所含商品二级子目的顺序号，在商品编码表中的商品名称前用"－－"表示。

第7位代表三级子目，表示在二级子目下所含商品三级子目的顺序号，在商品编码表中的商品名称前用"－－－"表示。

第8位代表四级子目，表示在三级子目下所含商品四级子目的顺序号，在商品编码表中的商品名称前用"————"表示。

商品编码基本结构示意图如图9-2所示。

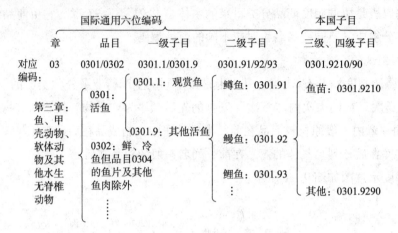

图9-2　商品编码基本结构示意图

(二) 注释

1. 注释

《协调制度》的注释有三种：类注释、章注释和子目注释。

注释是为限定协调制度中各类、章、品目和子目所属商品的准确范围，杜绝商品分类的交叉，保证商品的准确归类而设定的。

注释是具有法律效力的商品归类依据。运用注释解决商品归类问题时，其使用顺序是：子目注释在先，其次章注，再次类注。

2. 查找商品编码的方法

查找商品编码时，先确定品目，然后确定子目。

（1）确定品目（4位数）。

①确定所给出的商品名称的中心词，并根据题目中给出的资料分析商品特性（如组成、结构、加工、用途等）；

②初步判断该商品可能涉及的章和品目（可能有几个）（21类97章）；

③查找涉及的几个有关品目的品目条文；

④查看所涉及的品目所在章和类的注释，检查一下相关章注和类注是否有特别的规定；

⑤仍然有几个品目可归而不能确定时，则运用归类总规则来确定品目。

（2）确定子目（8位数）。

品目确定之后就是子目的确定。注意同一数级的子目才能进行比较。

要先判断它的一级子目，再到二级子目，依次类推。在商品名称前面都有一个横杠，"-"表示1级子目，"--"表示2级子目，"---"表示3级子目，"----"表示4级子目。

（三）归类总规则

协调归类总规则位于《协调制度》的卷首，共有 6 条，是将涉及《协调制度》各类、章商品归类的普遍规律加以归纳总结，作为规则列出的。

二、商品名称与编码协调制度的归类总规则

（一）规则一

类、章及分章的标题，仅为查找方便而设；具有法律效力的归类，应按税目条文和有关类注或章注确定，如税目、类注或章注无其他规定，则按以下规则确定。

（1）本协调制度系统地列出了国际贸易的货品，将这些货品分为类、章及分章，每类、章或分章都有标题，尽可能确切地列明所包括货品种类的范围。但在许多情况下，归入某类或某章的货品种类繁多，类、章标题不可能将其一一列出，全都包括进去。

例如，"第一类，活动物；动物产品"，按标题，它应该包括所有的活动物和动物产品，但第一类中，根据章注就可以知道，流动马戏团、动物园或其他类似巡回展出用的活动物，不包括在第一类里面。所以说类、章及分章的标题，仅为查方便而设。

（2）具有法律效力的归类应按品目条文和有关类注或章注确定。

在第一章章注中有规定，本章不包括品目 95.08 的动物，不包括品目 30.02 的培养微生物及其他产品。那么 95.08 的动物、30.02 的培养微生物，就不能归入本章。

例如，鲜辣椒属于蔬菜应该归第七章，但根据第七章章注四"本章不包括辣椒干及辣椒粉（品目 09.04）"，所以四川产红辣椒（已经晒干，未磨成粉）应归入税号 0904.2010。

（3）如品目、类注或章注无其他规定，按以下规则确定：

在对商品进行归类的时候，税目条文及相关的章注、类注是最重要的。如果按税目条文及相关的章注、类注还无法确定归类的，才能够按以下规则归类。

（二）规则二

（1）税目所列货品，应视为包括该项货品的不完整品或未制成品，只要在报验时该项不完整品或未制成品具有完整品或制成品的基本特征；还应视为包括该项货品的完整品或制成品（或按本款可作为完整品或制成品归类的货品）在报验时的未组装件或拆散件。

①扩大编码上列名商品的范围，即不仅包括该商品的完整品或制成品，而且还包括它的非完整品、非制成品及整机的拆散件；例如毛坯，是指已具有制成品或制成零件的大概形状或轮廓，但还不能直接使用的物品。除极个别的情况外，它们须经进一步完善方可作为制成品或制成零件使用。

尚未具有制成品基本形状的半制成品（例如常见的杆、盘、管等）不应作为"毛坯"对待。

②该规则的使用是有条件的，即未完整品或未制成品一定要具有完整品（整机）的基

本特征，拆散件必须是完整品的成套散件。报验时的未组装件或拆散件，是指其零件可通过紧固件（螺钉、螺母、螺栓等），或通过铆接、焊接等组装方法便可装配起来的物品。货品以未组装或拆散形式报验，通常是由于包装、装卸或运输上的需要，或是为了便于包装、装卸或运输。

（2）税目中所列材料或物质，应视为包括该种材料或物质与其他材料或物质混合或组合的物品。税目所列某种材料或物质构成的货品，应视为包括全部或部分由该种材料或物质构成的货品。由一种以上材料或物质构成的货品，应按规则三归类。

然而，本款规则绝不意味着将税号范围扩大到不按照规则一的规定，将不符合税目条文的货品也包括进来，即由于添加了另外一种材料或物质，使货品丧失了原税号所列货品特征的情况。

（三）规则三

当货品看起来可归入两个或两个以上税目时，应按以下规则归类：

（1）列名比较具体的税目，优先于列名一般的税目。但是，如果两个或两个以上税目都仅述及混合或组合货品所含的某部分材料或物质，或零售的成套货品中的某些货品，即使其中某个税目对该货品描述得更为全面、详细，这些货品在有关税目的列名应视为同样具体。

即列名比较具体的品目，优先于列名一般的品目。可理解为：与类别名称相比，商品的品种名称更具体。例如，用于小汽车的簇绒地毯，涉及两个税目：8708 机动车辆的零件、附件和 5703 簇绒地毯，应用具体列名的原则，簇绒地毯更加具体，所以归入 5703。

电动剃须刀及电动理发推子应归入税号 85.10，而不应作为手提式电动工具归入税号 85.08 或作为家用电动机械器具归入税号 85.09。钢化或层压玻璃制的未镶框安全玻璃，已制成一定形状并确定为用于飞机上，该货品不应作为税号 88.01 或 88.02 所列货品的零件归入税号 88.03，而应归入税号 70.07，因该税号所列安全玻璃更为具体。

混合物、不同材料构成或不同部件组成的组合物以及零售的成套货品，如果不能按照以上规则归类时，在本款可适用的条件下，应按构成货品基本特征的材料或部件归类。

（2）在按照比例混合的物品中，成分比例越大的商品，越能够体现货物的基本特征，即"从大归类"原则。

例如含 40% 猪肉、55% 牛肉块、5% 其他配料的肉罐头，该货物应该按照牛肉罐头归类，归入品目 16025010。

（3）成套货品。

放在皮盒里准备出售的含有电动理发梳子、剪子、毛巾的成套理发用具，查阅类、章注无此成套货品的具体列名，按照规则三（2）其中最体现主要特征的货品是电动理发梳子，所以归入 851020。

由一个夹牛肉（不论是否夹奶酪）的小圆面包构成的三明治（税号 16.02）和法式炸土豆片（税号 20.04）包装在一起的成套货品，该货品应归入税号 16.02。

配制一餐面条的成套货品，由装于一纸盒内的一包未煮的面条（税号 19.02）、一小袋乳酪粉（税号 04.06）及一小罐番茄酱（税号 21.03）组成。该货品应归入税号 19.02。

本规则不适用于包装在一起的混合产品。例如一罐小虾（税号 16.05）、一罐肝酱（税号 16.02）、一罐乳酪（税号 04.06）、一罐火腿肉片（税号 16.02）及一罐开胃香肠（税号 16.01）。

成套货品应该同时满足下列三个条件：

①由至少两种看起来可归入不同品目的不同物品构成；

②为了迎合某种需要或开展某项专门活动而将几件产品或物品包装在一起；

③其包装形式适于直接销售给用户而无须重新包装。

（4）货品不能按照规则三（1）或（2）归类时，应按号列顺序归入其可归入的最末一个税目。规则三（3）描述的是"从后归类"的原则，它只适用于不能按规则三（1）、（2）归类的货品。

此规定不能在类注、章注有例外规定时使用，注释中的例外规定在操作时总是优先于总规则的。

例如，由 200 克巧克力糖果和 200 克奶糖混合而成的一袋 400 克的糖果，由于其中奶糖和巧克力糖果的含量相等，基本特征无法确定，因此应从后归类，奶糖是归入 1704，巧克力糖果是归入 1806，那么整体应归入后一个税目 1806。

（四）规则四

本规则适用于不能按照规则一至三归类的货品。它规定这些货品应归入与其最相类似的货品的税目中。在按照规则四归类时，必须将报检货品与类似货品加以比较，以确定其与哪种货品最相类似。然后将所报检的货品归入与其最相类似的货品的同一税目中。

当今科技的发展非常迅速，新产品也是层出不穷，任何商品目录都会因为形势的发展出现不适应的情况。因此，在出现按照规则无法归类的商品时，只能用最相似的货品来替代。"最相类似"指名称、特征、功能、用途、结构等因素，需要综合考虑才能确定。本规则在实际中一般很少使用。

以手动羊毛剪为例，该商品在《税则》中没有具体列名，因此，无法直接归入与其相适应的税号。通过对该商品的分析得知，手动羊毛剪是贱金属制的，但它不同于理发用的剪子、裁缝用的剪子及一般家庭用的剪子，其属于农业专用的手工工具，具体为剪羊毛用的剪子。所以，应将其归入 8201.9000（其他农业、园艺、林业用手工工具）。

（五）规则五

（1）本款规则仅适用于同时符合以下各条规定的容器：

①制成特定形状或形式，专门盛装某一物品或某套物品的，即专门按所要盛装的物品进行设计的。有些容器还制成所装物品的特殊形状。

②适合长期使用的，即容器的使用期限与所盛装的物品相比是相称的。在物品不使用

期间（例如运输或储藏期间），这些容器还起保护物品的作用。本条标准使其与简单包装区别开来。

③与所装物品一同报验的，不论其是否为了运输方便而与所装物品分开包装，单独报验的容器应归入其所应归入的税目。

④通常与所装物品一同出售的。

⑤本身并不构成整个货品基本特征的。

可按照本规则进行归类的容器例如首饰盒及箱（税号 71.13），电动剃须刀套（税号 85.10），望远镜盒（税号 90.05），乐器盒、箱及袋（税号 92.02），枪套（税号 93.03）。

（2）如果容器构成了整个货品的基本特征，则本款规定不适用。如"银制的茶叶罐装入茶叶"，这个茶叶罐相对于茶叶来说比较贵重，那么就构成了这个货品的基本特征，因此应按照银制品归 7114.1100，而不是按茶叶来归类。

（3）本款规则是关于通常用于包装有关货品的包装材料及包装容器的归类。但本款规则不适用于明显可以重复使用的包装材料或包装容器，例如某些金属桶及装压缩或液化气体的钢铁容器。

（六）规则六

货品在某一税目项下各子目的法定归类，应按子目条文或有关的子目注释以及以上各条规则来确定，但子目的比较只能在同一数级上进行。除条文另有规定的以外，有关的类注、章注也适用于本规则。

以上规则一至五在必要的地方加以修改后，可适用于同一税目项下的各级子目。

规则六所用有关词语解释如下：

（1）"同一数级"子目，是指五位数级子目（一级子目）或六位数级子目（二级子目）。

（2）当考虑某一物品在同一税目项下的两个或两个以上五位数级子目的归类时，只能依据有关的五位数级子目条文来确定哪个五位数级子目所列名称更为具体或更为类似。而且该子目项下又再细分了六位数级子目，根据有关的六位数级子目条文考虑物品应归入这些六位数级子目中的哪个子目。

（3）六位数级子目的范围不得超出其所属的五位数级子目的范围；同样，五位数级子目的范围也不得超出其所属的税目范围。

例：中华绒螯蟹种苗

－未冻的

－－蟹

03062410　　－－－种苗

－－－其他

03062491　　－－－－中华绒螯蟹

03062499　　－－－－其他

①先确定 1 级子目，即将两个 1 级子目"冻的"与"未冻的"进行比较后归入"未冻的"。

②再确定 2 级子目，即将 2 级子目"龙虾""大螯虾""小虾及对虾""蟹"和"其他"进行比较后归入"蟹"。

③最后确定 3 级子目，即将两个 3 级子目"种苗"与"其他"进行比较后归入"种苗"。所以正确的归类（重点是子目）是 03062410。

注意，不能将 3 级子目"种苗"与 4 级子目"中华绒螯蟹种苗"比较而归入 03062491"中华绒螯蟹种苗"。因为二者不是同级子目，不能比较。

附：法检目录内禁止进出口商品目录

序号	HS 代码	HS 名称	海关监管条件	CIQ 监管条件	检验检疫类别
禁止进口商品					
1	0501000000	未经加工的人发；废人发（不论是否洗涤）	/B	A/B	V/W
2	0502103000	猪鬃或猪毛的废料	/B	A/B	P/Q
3	0502902010	濒危獾毛及其他制刷濒危兽毛废料	/B	A/B	P/Q
4	0502902090	其他獾毛及其他制刷用兽毛的废料	/B	A/B	P/Q
5	0511994010	废马毛（不论是否制成有或无衬垫的毛片）	/B	A/B	P/N. Q
6	1302110000	鸦片液汁及浸膏（也称阿片）	/B	A/B	M. P/N. Q
7	2620190000	其他主要含锌的矿渣、矿灰及残渣（冶炼钢铁所产生灰、渣的除外）		A/	M/
8	2620999020	含铜大于 10% 的铜冶炼转炉渣及火法精炼渣、其他铜冶炼渣		A/	M/
9	3102300000	硝酸铵（不论是否水溶液）		A/	M/
禁止出口商品					
1	0510001010	牛黄	A/	A/B	P/Q
2	0510003000	麝香	A/	A/B	P/Q
3	1211903920	药料用麻黄草	A/	A/B	P/Q
4	1211909920	其他用麻黄草	A/	A/B	P/Q

序号	HS 代码	HS 名称	海关监管条件	CIQ 监管条件	检验检疫类别
5	1212212000	适合供人食用的鲜、冷、冻或干的发菜（不论是否碾磨）	A/	A/B	P. R/Q. S
6	4403100010	油漆，着色剂等处理的红豆杉原木（包括用杂酚油或其他防腐剂处理）	A/	A/B	M. P/Q
7	4403100020	油漆、着色剂等处理的濒危树种原木（包括用杂酚油或其他防腐剂处理）	A/	A/B	M. P/Q
8	4403100090	其他油漆、着色剂等处理的原木（包括用杂酚油或其他防腐剂处理）	A/	A/B	M. P/Q
9	4403201010	其他红松原木（用油漆着色剂、杂酚油或其他防腐剂处理的除外）	A/	A/B	M. P/Q
10	4403202010	濒危白松、云杉和冷杉原木	A/	A/B	M. P/Q
11	4403202090	其他白松、云杉和冷杉原木	A/	A/B	M. P/Q
12	4403201090	其他樟子松原木（用油漆着色剂、杂酚油或其他防腐剂处理的除外）	A/	A/B	M. P/Q
13	4403203000	其他辐射松原木	A/	A/B	M. P/Q
14	4403204000	其他落叶松原木	A/	A/B	M. P/Q
15	4403205000	其他花旗松原木	A/	A/B	M. P/Q
16	4403209010	其他红豆杉原木	A/	A/B	M. P/Q
17	4403209020	其他濒危针叶木原木	A/	A/B	M. P/Q
18	4403209090	其他针叶木原木	A/	A/B	M. P/Q
19	4403410000	其他红柳桉木原木（指深红色红柳桉木、浅红色红柳桉及巴栳红色红柳桉木）	A/	A/B	M. P/Q
20	4403491000	其他柚木原木（用油漆、着色剂、杂酚油或其他防腐剂处理的除外）	A/	A/B	M. P/Q
21	4403492000	其他奥克曼 OKOUME 原木（奥克榄 Aukoumed klaineana）	A/	A/B	M. P/Q
22	4403493000	其他龙脑香木、克隆原木（龙脑香木 Dipterocarpus spp. 克隆 Keruing）	A/	A/B	M. P/Q

序号	HS 代码	HS 名称	海关监管条件	CIQ 监管条件	检验检疫类别
23	4403494000	其他山樟 Kapur 原木（香木 Dryobalanops spp.）	A/	A/B	M. P/Q
24	4403495000	其他印加木 Intsia spp. 原木（波罗格 Mengaris）	A/	A/B	M. P/Q
25	4403496000	其他大干巴豆 Koompassia spp.（门格里斯 Mengaris 或康派斯 Kempas）	A/	A/B	M. P/Q
26	4403497000	其他异翅香木 Anisopter spp.	A/	A/B	M. P/Q
27	4403499010	其他本章子目注释濒危热带原木（用油漆、着色剂、杂酚油或其他防腐剂处理的除外）	A/	A/B	M. P/Q
28	4403499090	其他本章子目注释所列热带原木（用油漆、着色剂、杂酚油或其他防腐剂处理的除外）	A/	A/B	M. P/Q
29	4403910010	蒙古栎原木（用油漆、着色剂、杂酚油或其他防腐剂处理的除外）	A/	A/B	M. P/Q
30	4403910090	其他栎木（橡木）原木（用油漆、着色剂、杂酚油或其他防腐剂处理的除外）	A/	A/B	M. P/Q
31	4403920000	山毛榉木原木（用油漆、着色剂、杂酚油或其他防腐剂处理的除外）	A/	A/B	M. P/Q
32	4403991000	楠木原木（用油漆、着色剂、杂酚油或其他防腐剂处理的除外）	A/	A/B	M. P/Q
33	4403992000	樟木原木（用油漆、着色剂、杂酚油或其他防腐剂处理的除外）	A/	A/B	M. P/Q
34	4403993000	红木原木（用油漆、着色剂、杂酚油或其他防腐剂处理的除外）	A/	A/B	M. P/Q
35	4403994000	泡桐木原木（用油漆、着色剂、杂酚油或其他防腐剂处理的除外）	A/	A/B	P/Q
36	4403995000	水曲柳原木（用油漆、着色剂、杂酚油或其他防腐剂处理的除外）	A/	A/B	M. P/Q

续表

序号	HS 代码	HS 名称	海关监管条件	CIQ 监管条件	检验检疫类别
37	4403996000	北美硬阔叶木原木（包括樱桃木、枫木、黑胡桃木）	A/	A/B	M. P/Q
38	4403998010	其他未列名温带濒危非针叶木原木（用油漆、着色剂、杂酚油或其他防腐剂处理的除外）	A/	A/B	M. P/Q
39	4403998090	其他未列名温带非针叶木原木（用油漆、着色剂、杂酚油或其他防腐剂处理的除外）	A/	A/B	M. P/Q
40	4403999011	南美蒺藜木（玉檀木）原木（用油漆、着色剂、杂酚油或其他防腐剂处理的除外）	A/	A/B	M. P/Q
41	4403999012	沉香木及拟沉香木原木（用油漆、着色剂、杂酚油或其他防腐剂处理的除外）	A/	A/B	M. P/Q
42	4403999019	其他未列名濒危非针叶原木（用油漆、着色剂、杂酚油或其他防腐剂处理的除外）	A/	A/B	M. P/Q
43	4403999090	其他未列名非针叶原木（用油漆、着色剂、杂酚油或其他防腐剂处理的除外）	A/	A/B	M. P/Q
禁止进出口商品					
1	0506909011	已脱胶的虎骨（指未经加工或经脱脂等加工的）		A/B	P/Q
2	0506909019	未脱胶的虎骨（指未经加工或经脱脂等加工的）		A/B	P/Q
3	0507100010	犀牛角			

第四部分　综合实训

【知识目标】

掌握典型货物报检的总体流程；

掌握典型货物报检的单据要求及填制；

掌握典型货物报检的注意事项。

【能力目标】

能够完成典型货物的完整报检流程。

【引例】

2015年3月济南E企业从韩国釜山D企业进口牛肉罐头，从青岛口岸入境，报检员小林应该如何进行报检？牛肉罐头按肉类产品还是食品报检？报检时应注意哪些事项？

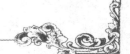

第十章 综合案例分析一

【案例分析】动植物产品入境报检

INVOICE

WANDA TRADE ENMTEMMRPRISE

Mailing Address：P. O. 266 New York，U. S. A

Plant Address：622D. 18th St. New York，U. S. A

TEL：510 – 638 – 8628

FAX：510 – 638 – 8629

Shandong Xinhai Enterprise Group Co. ，Ltd.

（山东新海贸易有限公司）

21/F，No. Zong yinhai No. 18 Xinhua Road. Rizhao，China

DATE：Sept. 08，2014   INVOICE NO：2014/09

QUANTITY	DESCRIPTION	UNIT PRICE (USD)	TOTAL (USD)
500 CTNS	Frozen Atlantic salmon 冷冻大西洋鲑鱼 Frozen Bigeye Tunas 冷冻大眼金枪鱼 SAILING DATE：SEPT. 10，2014 CONTRACT NO.：WD2014 FRIGHT：USD500 INSURANCE：0.3% 法定计量单位：千克 Country of origin：California，U. S. A	4/kg 6/kg	2,000 2,400
		USD 4,400 FOB NEWYORK	

TOTAL IN U. S. DOLLAR：UNITED STATES DOLLARS FOUR THOUSAND FOUR HUNDRED ONLY.

WANDA TRADE ENMTEMMRPRISE

SIGNED BY _____

WANDA TRADE ENMTEMMRPRISE

Mailing Address：P. O. 266 New York，U. S. A

Plant Address：622D. 18th St. New York，U. S. A

TEL：510 – 638 – 8 × × ×

FAX：510 – 638 – 8 × × ×

PACKING LIST

SHIPPER：WANDA TRADE ENMTEMMRPRISE

CONSIGNEE：Shandong Xinhai Enterprise Group Co. , Ltd.

STEASHIP CO. ：CHINA OCEAN SHIPPING COMMPANY

VESSEL：WANHE

VOYAGE NO. ：118E

PORT OF LOADING：NEW YORK

ETA：Sept. 22，2014

COMMMODITY	QUANTITY	NET WEIGHT	GROSS WEIGHT
Frozen Atlantic salmon	300 CTNS	500 KGS	598 KGS
Frozen Bigeye Tunas	200 CTNS	400 KGS	500 KGS
TOTAL	500 CTNS	900 KGS	1098 KGS
CONTAINER NO. CCLU2698745（20'）TARE WEIGHT 2500 CCLU2698746（20'）TARE WEIGHT 2500			
PACKNLANDED IN STRONG WOODEN CASES SUITABLE FOR LONG DISTANCE OCEAN AND INLAND			

WANDA TRADE ENMTEMMRPRISE

SHIPPER： WANDA TRADE ENMTEMMRPRISE Mailing Address：P. O. 266 New York，U. S. A Plant Address：622D. 18th St. New York，U. S. A TEL：510 – 638 – 8 × × × FAX：510 – 638 – 8 × × ×	B/L NO. WH001
CONSIGNEE： TO ORDER OF Shandong Xinhai Enterprise Group Co. , Ltd. 21/F，No. Zong yinhai No. 18 Xinhua Road. Rizhao，China	BILL OF LADING
Notify Party： AS CONSIGNEE	

Vessel and voyage number WANHE /118E	Port Of Loading NEW YORK, U. S. A	Port Of Discharge RIZHAO, CHINA
Place Of Delivery CY RIZHAO, CHINA		Number Of Original B/L THREE （3）

Marks and Number	Kind of packages/Description Of Goods	Gross Weight （kg）	Measurement
N/M	Frozen Atlantic salmon HS CODE：0303221000 Frozen Bigeye Tunas HS CODE：0303440000	1098	
Freight and charges FREIGHT AS AGREEMENT	In witness whereof, the Carrier or his Agents has singed Bills of Lading all of this tenor and date, one of which being accomplished, the others to stand void.		
Date Sept. 10，2014	Place of B/L Issue NEW YORK	Singed for carrier MAERSK LINE CO. ，LTD.	

中华人民共和国出入境检验检疫
入境货物报检单

报检单位（加盖公章）：　　　　　　　　　　　　　　　　　　编　号＿＿＿＿＿＿＿

报检单位登记号：0789　联系人：　　电话：(021) 65788×××　报检日期：　年 月 日

发货人	（中文）＊＊＊			企业性质（划"√"）□合资□外资□合作		
	（外文）WANDA TRADE ENMTEMMRPRISE					
收货人	（中文）山东新海贸易有限公司					
	（外文）Shandong Xinhai Enterprise Group Co., Ltd.					

货物名称（中/外文）	HS 编码	产地	数/重量	货物总值	包装种类及数量
冷冻大西洋鲑鱼	0303130000	美国	500 千克	2,000 美元	300 纸箱
冷冻大眼金枪鱼	0303440000	美国	400 千克	2,400 美元	200 纸箱

运输工具名称号码	WANHE /118E		合同号	WD2014
贸易方式	一般贸易	贸易国别（地区）| 美国	提单/运单号	WH001
到货日期	2014.09.22	起运国家（地区）| 美国	许可证/审批号	
卸货日期	2014.09.23	起运口岸	纽约	入境口岸	日照口岸
索赔有效期至	＊＊＊	经停口岸	＊＊＊	目的地	山东省日照市

集装箱规格、数量及号码	2×20' CCLU2698745 CCLU2698746

合同、信用证订立的检验 检疫条款或特殊要求	无	货物存放地点	日照港货场
		用途	其他

随附单据（划"√"或补填）	标记及号码	＊外商投资企业（划"√"）	□是□否

☑合同	□到货通知		＊检验检疫费	
□信用证		N/M		
☑发票	☑装箱单		总金额 （人民币元）	
☑提/运单	□质保书			
□兽医卫生证书	□理货清单			
□植物检疫证书	☑磅码单		计费人	
□动物检疫证书	□验收报告			
□卫生证书	□提货单			
□原产地证	☑其他		收费人	
□许可/审批文件				

报检人郑重声明：
1. 本人被授权报检。
2. 上列填写内容正确属实。

签名：＿＿＿＿＿报检员签名＿＿＿＿＿

领取证单	
日期	
签名	

注：有"＊"号栏由出入境检验检疫机关填写　　　◆国家出入境检验检疫局制

案例分析

入境动植物、动植物产品及其他检疫物报检，需要填制完整的《入境货物报检单》及对外贸易合同（收货确认书，或函电或加盖企业公章的双方约定贸易事项的电子邮件打印件，或其他凭证）、发票、装箱单、提（运）单等贸易和运输单证复印件，属于代理报检的，应包括《代理报检委托书》正本，同时还要提供以下单证：

（1）输出国家或地区政府动植物检疫机关出具的检疫证书正本、产地证书正本；

（2）须办理入境检疫审批手续的，还需进境动植物检疫许可证正本。

第十一章 综合案例分析二

【案例分析】旧机电设备入境报检

DATIAN ENTERPRISE CORP. LONDON

INVOICE

No. DT－0414   Date：Apr. 14，2014

For account and risk of Messrs RIZHAO KEDA CIRCUIT CO.，LTD.

No. 28 XINHUA ROAD. RIZHAO，CHINA

日照科大科技有限公司

Shipped by HANJIN SHIPPING LIMITED per

Sailing on or about   From LONDON to SHANDONG RIZHAO

L/C No.   Contract No. KD0188

Marks & Nos.	Description of Goods	Quantity	Unit Price	Amount
C. C. F. LONDON P/NO. 1－5 MADE IN ITALY	自动光学检测仪（旧）DM－412 自动光学检测仪（旧）DM－520 自动光学检测仪（旧）CNC－6880 HS CODE：9031499090	SET 3 1 1	USD 9,907.12 10,156.25 13,281.25	USD 29,721.36 10,156.25 13,281.25 CIF RIZHAO
	TOTAL：5 PALLET	5 SETS		USD 53,158.86
	SAY TOTAL U. S. FIFTY－THREE THOUSAND ONE HUNDRED FIFTY－EIGHT AND CENTS EIGHT－SIX ONLY			

DATIAN ENTERPRISE CORP. LONDON ____

Authorized Signature（s）_____

DATIAN ENTERPRISE CORP. LONDON

PACKING

No. DT0415   Date：Apr. 14，2014

For account and risk of Messrs RIZHAO KEDA CIRCUIT CO.，LTD.

No. 28 XINHUA ROAD. RIZHAO，CHINA.

Shipped by HANJIN SHIPPING LIMITED per _____

Sailing on or about _____ From LONDON to SHANDONG RIZHAO

Vessel Voyage No. MINHE/068

B/L No. MH01662   ETA：Apr. 29，2014

Marks & Nos.	Description of Goods	Quantity	Net Weight	Gross Weight
C. C. F. LONDON P/NO. 1－5 MADE IN ITALY	自动光学检测仪（旧）DM－412 自动光学检测仪（旧）DM－520 自动光学检测仪（旧）CNC－6880 CONTAINERS NO CCLU 8899223（40'） TAREWGT 4，800 kg 法定计量单位：台	SET 3 1 1	kg 6,200 3,300 3,510	kg 7,800 4,150 4,200
	TOTAL：5 PALLET	5 SETS	13,010 kg	16,150 kg

DATIAN ENTERPRISE CORP. LONDON _____

Authorized Signature（s）_____

中华人民共和国出入境检验检疫

入境货物报检单

报检单位（加盖公章）：　　　　　　　　　　　　　　　编　号＿＿＿＿＿＿

报检单位登记号：0789　联系人：　　电话：（021）65788×××　报检日期：　年　月　日

发货人	（中文）***	企业性质（划"√"）　□合资□外资□合作
	（外文）DATIAN ENTERPRISE CORP. LONDON	
收货人	（中文）日照科大科技有限公司	
	（外文）RIZHAO KEDA CIRCUIT CO. , LTD.	

货物名称（中/外文）		HS 编码	产地	数/重量	货物总值	包装种类及数量
自动光学检测仪	DM－412	9031499090	意大利	3 台	29,721.36 美元	3 托盘
	DM－520	9031499090	意大利	1 台	10,156.25 美元	1 托盘
	CNC－6880	9031499090	意大利	1 台	13,281.25 美元	1 托盘

运输工具名称号码	MINHE/068		合同号	KD0188
贸易方式	一般贸易	贸易国别（地区）	英国	提单/运单号	MH01662
到货日期	2014.04.29	起运国家（地区）	英国	许可证/审批号	
卸货日期	2014.04.29	起运口岸	伦敦	入境口岸	日照口岸
索赔有效期至	***	经停口岸	***	目的地	山东省日照市

集装箱规格、数量及号码	1×40′ CCLU 8899223

合同、信用证订立的检验检疫条款或特殊要求	无	货物存放地点	日照港货场
		用途	其他

随附单据（划"√"或补填）	标记及号码	*外商投资企业（划"√"）□是□否

☑合同	□到货通知			*检验检疫费
□信用证				
☑发票	☑装箱单		总金额 （人民币元）	
☑提/运单	□质保书	C. C. F.		
□兽医卫生证书	□理货清单	LONDON		
□植物检疫证书	□磅码单	P/NO. 1－5	计费人	
□动物检疫证书	□验收报告	MADE IN ITALY		
□卫生证书	□提货单			
□原产地证	☑其他		收费人	
□许可/审批文件				

报检人郑重声明： 1. 本人被授权报检。 2. 上列填写内容正确属实。 　　　　　签名：＿＿＿＿＿报检员签名＿＿＿＿＿	领取证单	
	日期	
	签名	

注：有"＊"号栏由出入境检验检疫机关填写　　　　　　　◆国家出入境检验检疫局制

案例分析

入境旧机电产品报检，除需要提供基本报检单证外，同时还要提供以下相关证明材料：

（1）未列入《进口旧机电产品检验监管措施清单》的，审核企业提交的《进口旧机电产品声明》；

（2）列入《进口旧机电产品检验监管措施清单》，且属于"出口维修复进口""暂时出口复进口""出口退货复进口""国内结转复进口"情形之一的，企业提交《免〈进口旧机电产品装运前检验证书〉进口特殊情况声明》及证明材料留存复印件；

（3）列入《进口旧机电产品检验监管措施清单》中《管理措施表1》（即禁止进口目录）的，属国家禁止进口产品（不应受理）；

（4）列入《进口旧机电产品检验监管措施清单》中《管理措施表1》第1、2项，但属于国家特别许可进口的，审核企业提交的《旧机电产品进口特别声明1》及证明材料；

（5）列入《进口旧机电产品检验监管措施清单》中《管理措施表1》第3、4项，但制冷介质为非氟氯烃物质（CFCs）的，审核企业提交的《旧机电产品进口特别声明2》及证明材料；

（6）列入《进口旧机电产品检验监管措施清单》中《管理措施表2》（即装运前检验目录）的，企业提交《进口旧机电产品装运前检验证书》。

第十二章 综合案例分析三

【案例分析】食品出入境报检

INVOICE

CONSIGNOR： NEWPORT CO. , LTD. LONGBEACH, U. S. A		NO. ： HH22145		DATE： JAN. 10. 2014	
CONSIGNEE： HAIHUI FOOD IMP/EXP CO. , LTD. NO. 99 SHANHAI ROAD, RIZHAO, CHINA 海汇食品进出口有限公司		L/CNO. ： LC123456 BANK OF CHINA QINGDAO BRANCH		DATE JAN. 05. 2014	
PORT OF LOADING： SAN FRANCISCO	VESSEL： HONGRI V. 028	ETD：15 – JAN –2014 ETA：10 – FEB –2014			
PORT OF DISCHARGE： RIZHAO CHINA		CONTRACT NO. ： HN2298			
MARK&NO.	DESCRIPTION OF GOODS	QUANTITY/UNIT		UNIT PRICE （USD）	AMOUNT （USD）
N/M	Wheat Flour PACKING：IN BAG ORIGIN：California, U. S. A HSCODE: 1101000001	300BAGS/50KGS EACH PACKAGE		400/MT	6000

NEWPORT CO. , LTD.

SIGNED BY

CONSIGNOR： NEWPORT CO. , LTD. LONGBEACH, U. S. A			B/L. PIL001 PACIFIC INTERNATIONAL LINES （PTE） LTD COMBINED TRANSPORT BILL OF LAD- ING SEE TERMS ON ORIGINAL B/L		
CONSIGNEE： HAIHUI FOOD IMP/EXP CO. , LTD. NO. 99 SHANHAI ROAD, RIZHAO, CHINA					
Notify Party： GUANGZHOU IMP. &EXP. CO. , LTD.					
Vessel and voyage number HONGRI /V. 028		Port Of Loading SAN FRANCISCO		Port Of Discharge RIZHAO, CHINA	
Place Of Receipt CY SAN FRANCISCO		Place Of Delivery CY RIZHAO, CHINA		Number Of Original B/L THREE （3）	
Container Nos/Seal Nos. Marks and Number	No Of Container/Packing	Description Of Goods		Gross Weight （kg）	Measurement （cu – meters）
N/M	300BAGS 1 ×20 ' CONTAINER TEXU4876300	Wheat Flour PACKING：IN 20WOODEN PALLETS		15000	11. 8

DATE：JAN. 15. 2014

BY _____

MASTER CO. , LTD.

BY _____

中华人民共和国出入境检验检疫
入境货物报检单

报检单位（加盖公章）： 　　　　　　　　　　编　　号_____

报检单位登记号：0789　　联系人：　　　　电话：（021）65788×××　　报检日期：　年　月　日

发货人	（中文）***			企业性质（划"√"）	□合资□外资□合作
	（外文）NEWPORT CO. , LTD.				
收货人	（中文）海汇食品进出口有限公司				
	（外文）HAIHUI FOOD IMP/EXP CO. , LTD.				

货物名称（中/外文）	HS 编码	产地	数/重量	货物总值	包装种类及数量
小麦粉	1101000001	美国	15,000 千克	6,000 美元	300 袋 20 木托盘

运输工具名称号码	HONGRI /028		合同号	HN2298	
贸易方式	一般贸易	贸易国别（地区）	美国	提单/运单号	PIL001
到货日期	2014.02.10	起运国家（地区）	美国	许可证/审批号	
卸货日期	2014.02.11	起运口岸	旧金山	入境口岸	日照口岸
索赔有效期至	***	经停口岸	***	目的地	山东省日照市

集装箱规格、数量及号码	1×20′TEXU4876300				
合同、信用证订立的检验 检疫条款或特殊要求	无		货物存放地点	日照港货场	
			用途	食用	

随附单据（划"√"或补填）		标记及号码	*外商投资企业（划"√"）	□是☑否

☑合同	□到货通知		*检验检疫费	
□信用证				
☑发票	☑装箱单		总金额 （人民币元）	
☑提/运单	□质保书			
□兽医卫生证书	□理货清单			
□植物检疫证书	□磅码单		计费人	
□动物检疫证书	□验收报告			
□卫生证书	□提货单			
□原产地证	☑其他		收费人	
□许可/审批文件				

报检人郑重声明： 1. 本人被授权报检。 2. 上列填写内容正确属实。 　　　　签名：_____报检员签名_____	领取证单	
	日期	
	签名	

注：有"*"号栏由出入境检验检疫机关填写　　　　　　◆国家出入境检验检疫局制

案例分析

入境食品报检，除需要提供基本报检单证外，同时根据《进出口食品安全管理办法》，首次入境预包装食品，应当提供入境食品标签样张和翻译件；报检时，入境商或者其代理人应当将所入境的食品按照品名、品牌、原产国（地区）、规格、数（重）量、总值、生产日期（批号）及国家质检总局规定的其他内容逐一申报。

第十三章　综合案例分析四

【案例分析】废物原料入境报检

David International Co. , Ltd.

TONG SHENG BUILDING B, 18 SHEUNG SHA WAN ROAD

KOWLOON, U. S. A.

COMMERCIAL INVOICE

TO：

Chenxu Paper Mfg. Ltd.

Date：28 – Dec – 2014

Invoice NO. ：201428

Trade Term：C&F Rizhao

Shipment No. ：001428

VIA：BY VESSEL

VESSEL&VOY. #：DAHE. 048

POL：Los Angeles

POD：Rizhao Port

ETA：28 – Dec – 2014

ETD：22 – Nov – 2014

Payment Term：LC 90Days After Sight

Country Of Origin：U. S. A

It is declared of that doesn't contain wood packing material.

Goods Description

Containers	Bales	Gross Weight	Net Weight	Unit Price（USD）	Amount（USD）
Waste Paper 5×40ft	250	198MT	198MT	200	39,600
Total：5×40ft	250	198	198		USD 39,600

USD THIRTY NINE THOUSAND SIX HUNDRED ONLY

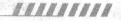

David International Co. , Ltd.
TONG SHENG BUILDING B, 18 SHEUNG SHA WAN ROAD
KOWLOON, U. S. A

PACKING LIST

Chenxu Paper Mfg. Ltd.
Tel：0633 – 8812×××

Invoice NO. : 201428
Date：22 – Nov – 2014

Port of Loading：Los Angeles
ETD：22 – Nov – 2014
ETA：28 – Dec – 2014

Port of Discharge：Rizhao Port
Vessel Name：DAHE. 048

Shipment No.	S. O. No.	P. O. No.	Price Term	Payment Term
001428	754512	754514	C&F Rizhao	LC 90Days After Sight

Product Description：WASTE PAPER 法定计量单位：千克

	Container No.	Container size	No. of bales	Gross Weight（MT）	Net Weight（MT）
1	CCLU6688321	40ft	50	40	40
2	CCLU6688322	40ft	50	40	40
3	CCLU6688323	40ft	50	39	39
4	CCLU6688324	40ft	50	39	39
5	CCLU6688325	40ft	50	40	40
Total			250	198	198

For & on behalf of
David International Co. , Ltd.

Shipper
BROOKBANK AND CO AUSTRALASIA LIMITED
(LOS ANGELES OFFICE) 1885 VALLEY
VISTA DRIVE DIAMOND BAR, CA, 99172,
UNITED STATES
TEL: 909 – 555 –××× FAX: 909 – 555 –×××

Consignee
Chenxu Paper Mfg. Ltd.
XINHUA TOWN, DONGGANG AREA,
RIZHAO, CHINA
Tel：86 – 0633 – 8812×××
FAX：86 – 0633 – 884×××

Notify Party
Chenxu Paper Mfg. Ltd.
XINHUA TOWN, DONGGANG AREA,
RIZHAO, CHINA
Tel：86 – 0633 – 8812×××
FAX：86 – 0633 – 884×××

Booking Ref：
　　AKLU355123
B/L No：
　　COOS6688
中海集装箱运输股份有限公司
BILL OF LADING
Received in external apparent good order
and condition except as otherwise noted.
The total number of packages or unites
stuffed in the container, the description of
the goods and the weights shown in this
Bill of Lading are Furnished by the Mer-
chants, and which the carrier has no rea-
sonable means of checking and is not a
part of this Bill of Lading contract. The
carrier has Issued the number of Bills of
Lading stated below, all of this tenor and
date, one of the original Bills of Lading
must be surrendered and endorsed or sig –
ned against the delivery of the shipment
and whereupon any other original Bills of
Lading shall be void. The Merchants agree
to be bound by the terms and conditions of
this Bill of Lading as if each had personally
signed this Bill of Lading.

续表

Vessel and Voyage Number DAHEA. 048	Port of Loading LOS ANGELES, CA	Port of Discharge RIZHAO PORT, CHINA
Place of Receipt LOS ANGELES, CA	Place of Delivery RIZHAO CHINA CY	Number of Original Bs/L THREE（3）

PARTICULARS AS DECLARED BY SHIPPER – BUT WITHOUT REPRESENTATION AND NOT AC-KNOWLEDGED BY CARRIER

Container Nos. / Seal Nos. Marks/Numbers	Packages/ Description of Goods	Gross Weight	Measurements
CCLU6688321 CCLU6688322 CCLU6688323 CCLU6688324 CCLU6688325 5×40ft	250 bales WASTE PAPER GRADE#10 HS CODE：4707100000 FREIGHT PREPAID	198MT	500CBM

Total number of containers or packages received by the Carrier（In words）
ONE TWENTY FOOTER CONTAINER ONLY

Place and Date Issue：
HOUSTON 22 – Nov – 2014

In witness whereof the number of Original Bills of Lading stated above, all of the game leno and date , one of which being

中华人民共和国自动许可进口类可用作原料的固体废物进口许可证

IMPORT LICENCE OF THE PEOPLE'S REPUBLIC OF CHINA FOR

AUTOMMATIC – LICENSING SOLID WASTES THAT CAN BE USED AS RAW MATERIALS

进口商： Importer 晨旭造纸有限公司	进口许可证号： Import licence No. SEPA2014009558
利用商： Recycler 晨旭造纸有限公司	进口许可证有效截止日期： Import licence expiry date 2014 年 12 月 31 日
商品名称： Description of goods 废纸	商品编码： Code of goods 4707100000，4707200000，4707300000

续表

数量： Quantity 5000000		计量单位： Unit 千克
报关口岸： Place of clearance 青岛		贸易方式： Terms of trade 一般贸易
备注： Supplementary details		发证机关盖章： Issuing autority's stmamp 中华人民共和国环境保护部 Ministry of Environmental Protection of the People's Republic of China 发证日期 Licence date 2014 年 1 月 1 日

中华人民共和国环境保护部监制（2008）

晨旭造纸有限公司
Chenxu Paper Mfg. Ltd.

订购合同

Purchase contract

买方：晨旭造纸有限公司　　　　　　　　日期：2014 年 11 月 10 日

卖方：David International Co. , Ltd.　　　合同号：CX141110

兹经买卖双方同意按照以下条款交易：

1. 商品名称：废纸

2. 成分规格：水分 6% ~15%

3. 数量：198 公吨

4. 单价：每吨 USD 200 C&F 日照港

5. 总额：USD 39,600

6. 装运期限：此合同签署生效日期起计三个月内交清

7. 付款方式：T/T

8. 装运港口：美国洛杉矶

9. 目的地港口：中国日照港

10. 原产地：美国

此合同一经签署，便告生效。

For Seller　　　　　　　　　　　　　　　For Buyer

卖方签章　　　　　　　　　　　　　　　　买方签章

中华人民共和国出入境检验检疫
入境货物报检单

报检单位（加盖公章）： 　　　　　　　　编　号 _____

报检单位登记号：0789　　联系人：　　电话：（021）65788×××　报检日期：　年 月 日

发货人	（中文）***		企业性质（划"√"）	□合资□外资□合作
	（外文）David International Co.，Ltd.			
收货人	（中文）晨旭造纸有限公司			
	（外文）Chenxu Paper Mfg. Ltd.			

货物名称（中/外文）	HS 编码	产地	数/重量	货物总值	包装种类及数量
废纸	4707100000	美国	198,000 千克	39,600 美元	250 包

运输工具名称号码		DAHE/048		合同号	CX141110
贸易方式	一般贸易	贸易国别（地区）	美国	提单/运单号	COOS6688
到货日期	2014.12.28	起运国家（地区）	美国	许可证/审批号	
卸货日期	2014.12.29	起运口岸	洛杉矶	入境口岸	日照口岸
索赔有效期至	无索赔期	经停口岸	***	目的地	山东省日照市

集装箱规格、数量及号码	5×40' CCLU6688321　CCLU6688322　CCLU6688323 CCLU6688324　CCLU6688325

合同、信用证订立的检验 检疫条款或特殊要求	无	货物存放地点	日照港货场
		用途	其他

随附单据（划"√"或补填）	标 记 及 号 码	*外商投资企业（划"√"）	□是 ☑否

☑合同	□到货通知		*检验检疫费	
□信用证		N/M	总金额 （人民币元）	
☑发票	☑装箱单			
☑提/运单	□质保书			
□兽医卫生证书	□理货清单		计费人	
□植物检疫证书	□磅码单			
□动物检疫证书	□验收报告			
□卫生证书	□提货单		收费人	
□原产地证	☑其他			
□许可/审批文件				

报检人郑重声明：
1. 本人被授权报检。
2. 上列填写内容正确属实。

　　　　　　签名：_____报检员签名_____

领取证单	
日期	
签名	

注：有"*"号栏由出入境检验检疫机关填写　　　　　◆国家出入境检验检疫局制

案例分析

入境可用作原料的固体废物报检，需要提供基本报检单证外，同时还要提供以下单证：

（1）环保部签发的《可用作原料的固体废物进口许可证》（检验检疫联原件）；

（2）境外装运前检验机构出具的《装运前检验证书》（正本原件）；

（3）国家质检总局颁发的国外供货商注册登记证书（复印件）；

（4）检验检疫部门颁发的国内收货人注册登记证书（复印件）；

（5）申报货物提货单复印件以及供验核的原件。

注：对装货地或发货地为国家质检总局指定区域的，装运前检验证书应由装运地或发货地所在区域内授权装运前检验机构出具，未经授权装运前检验机构检验并取得装运前检验证书的废物原料，禁止进境，不受理；对装货地或发货地不属于指定区域的进口废物原料，境外供货企业可就近向授权装运前检验机构申请装运前检验。

第十四章　综合案例分析五

【案例分析】儿童玩具出境报检

山东省出口商品发票
shandong Province Export Goods Invoice

出口专用
For Export
000066888
No. 0066899

购货单位：DAHAN（KOREA）LTD

Purchaser：韩国

地址：　　　　　　　　　　电话：　　　　开票日期：2014 年 10 月 23 日

Add：　　　　　　　　　　　Tel：　　　　Issued date：YearMouthDate

合同号码 Contract No.	2014DH－88A	贸易方式 Trade Method	一般贸易	收汇方式 Foreign Exchange Collection Form	T/T
开户银行及账号 Bank where Account opened & A/C Number		发运港 Port of Departure	日照	转运港 Port of Transshipment	
信用证号 L/C No.		运输工具 Means of Transportation	船舶	目的港 Port of Destination	仁川

标记唛头号码 Marks & Nos	品名规格 Description and Specification of Goods	单位 Unit	数量 Quantity	销量单位 Unit Price	销售总额 Total Sales Amount
N/M	儿童三轮车 8802A HS CODE：9503001000	辆	730	18.50 FOB 日照	13,505.00
合计金额（币种：USD） Total Amount（Currency）	美元壹万叁仟伍佰零伍元整				13,505.00
备注 Notes	法定计量单位：千克				

填票：　　　　　　　　　　　　　　　　　业户名称（盖章）：

Filler：　　　　　　　　　　　　　　　　Seller（Seal）：

　　　　　　　　　　　　　　　　　　　　地址：

　　　　　　　　　　　　　　　　　　　　Add：

日照天天自行车公司

RIZHAO TIAN TIAN BICYCLE COMPANY

装箱单

To：

Messrs：DAHAN（KOREA）LTD

Vessel Voyage No. FEIYAN/568

Dated：2014/10/23

B/L NO. RZG1410

Shipping Mark：N/M

CASE No.	Commodity	Quantity		Gross Weight (kilos)	Net Weight (kilos)	Measurement
1－730	儿童三轮车 8802A	730 辆	730 箱	7,154	6,570	62×17×40 cm
Total：1×20'		730 辆	730 箱	7,154	6,570	30. 78 cm

Packed in：CARTON

Containers NO. TEXU2326802（20'）TAREWGT 2,280 kg

RIZHAO TIAN TIAN BICYCLE COMPANY

SALES CONFIRMATION

NO. ：2014GBE2－88A

DATE：2014/09/23

The Sellers：RIZHAO TIAN TIAN BICYCLE COMPANY

Address：_____

The Buyers：DAHAN（KOREA）LTD.

Address：_____

The undersigned Sellers and Buyers have agreed to close the following transactions according to the terms and conditions stipulated below：

1. Description	2. Specification	3. Quantity	4. Unit Price	5. Amount
CHILDREN'S TRICYCLES 儿童三轮车	8802A	730 SETS	FOB RIZHAO USD 18. 50	USD 13,505. 00

Total Value：U. S. DOLLARS THIRTEEN THOUSAND FIVE HUNDRED AND FIVE ONLY.

With 5% more or less both in amount and quantity allowed at the seller's option.

6. Packing：IN CARTON.

7. Times of Shipment：BEFORE NOV. 10, 2014.

8. Loading Port and Destination：ANY PORT, P. R. CHINA TO INCHON, KOREA.

9. Shipping mark：N/M

10. Others：

THE SELLERS   THE BUYERS

天天自行车公司

中华人民共和国出入境检验检疫

出境货物报检单

报检单位（加盖公章）：　　　　　　　　　　　　　　编　号

报检单位登记号：　　　联系人：　　　电话：　　　报检日期：　年　月　日

发货人	（中文）日照天天自行车公司				
	（外文）RIZHAO TIAN TIAN BICYCLE COMPANY				
收货人	（中文）＊＊＊				
	（外文）DAHAN（KOREA）LTD.				
货物名称（中/外文）	HS 编码	产地	数/重量	货物总值	包装种类及数量
儿童三轮车 8802A	9503001000	山东省日照市	6570 千克	USD 13505	730 纸箱
运输工具名称号码	FEIYAN/568 || 贸易方式	一般贸易	货物存放地点	工厂仓库
合同号	2014GBE2 – 88A || 信用证号	T/T	用途	其他
发货日期	2014.11.09	输往国家（地区）	韩国	许可证/审批号	
启运地	日照	到达口岸	仁川	生产单位注册号	

合同、信用证订立的检验检疫条款或特殊要求	标记及号码	随附单据（划"√"或补填）	
无	N/M	☑合同 □信用证 ☑发票 □换证凭单 ☑装箱单 ☑厂检单	□包装性能结果单 □许可/审批文件 □出口货物报关单 □ □

需要证单名称（划"√"或补填）		*检验检疫费
☑品质证书　　_1_正_2_副 □重量证书　　__正__副 □数量证书　　__正__副 □兽医卫生证书　__正__副 □健康证书　　__正__副 □卫生证书　　__正__副 □动物卫生证书　__正__副	□植物检疫证书 □熏蒸/消毒证书　__正__副 □出境货物换证凭单　__正__副 ☑出境货物通关单	总金额 （人民币元） 计费人 收费人

报检人郑重声明： 　1. 本人被授权报检。 　2. 上列填写内容正确属实，货物无伪造或冒用他人的厂名、标志、认证标志，并承担货物质量责任。 　　　　　　　签名：_____报检员签名_____	领取证单	
	日期	
	签名	

注：有"＊"号栏由出入境检验检疫机关填写　　　　　　◆国家出入境检验检疫局制

案例分析

出境玩具报检，需要提供以下单证：

（1）填制完整的《出境货物报检单》；

（2）对外贸易合同（收货确认书，或函电或加盖企业公章的双方约定贸易事项的电子邮件打印件，或其他凭证）、发票、装箱单等有关单证的复印件、厂检合格单原件；

（3）属于代理报检的，应包括《代理报检委托书》；

（4）《出口玩具注册登记证书》；

（5）该批货物符合输入国家或地区的标准或者技术法规要求的声明。输入国家或地区的技术法规和标准无明确规定的，提供该货物符合我国国家技术规范的强制性要求的声明；

（6）玩具实验室出具的检查报告；

（7）出口日本的玩具，须同时提供安全项目检测合格报告和能证明其产品满足日本玩具法规要求（特别是满足相关的化学项目要求）的检测报告；

（8）国家质检总局规定的其他材料。

第五部分 报检英语

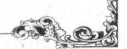

第十五章 报检常用英语词汇

【知识目标】

熟悉出入境检验检疫相关的外贸词汇；

掌握出入境检验检疫的专业词汇。

【能力目标】

能够熟练运用出入境检验检疫的专业英语进行报检业务。

【引例】

2015年小苏刚刚从学校毕业应聘到T贸易公司国际贸易业务部门工作，经理分其到报检岗位进行学习锻炼。小苏发现与国外客户联系报检业务时，不少专业英语词汇不熟悉，小苏应该主要学习掌握哪些专业英语才能早日胜任该岗位？

第一节 外贸英语词汇

一、合同词汇

foreign trade 外贸　　　　　　contract 合同

invoice 发票　　　　　　　　　L/C 信用证

buyer 买方　　　　　　　　　　import 出口

export 进口　　　　　　　　　　corporation 公司

textile 纺织品　　　　　　　　　manager 经理

customer 顾客　　　　　　　　　industrial 工业的

product 产品　　　　　　　　　　terms 条款

fair 交易会　　　　　　　　　　display 展示

commodity 商品　　　　　　　　silk 丝绸

garment 服装

market 市场

example 例子

commercial 商业的

specification 规格

FOB 离岸价

wrong 错误的

date 日期

delivery 交货

percent 百分比

packing 包装

kilogram 公斤

confirmation 确认

beneficiary 受益人

opening bank 开证行

consignor 发货人

description of goods 货物名称

quantity/weight declared 报检数/重量

Contract No. 合同号

name and address of consignor 发货人名称及地址

name and address of consignee 收货人名称及地址

long 长

thick 厚

bottom 底

fragile 易碎的

sharp 锋利的

pumpkin seeds 南瓜子

rubber shoes 胶鞋

loud speaker 扬声器

sample 样品

world 世界

popular 流行的

cooperate 合作

price 价格

CIF 到岸价

colour 颜色

shipment 装船

size 尺码

toy 玩具

carton 纸箱

net weight 净重

agent 代理人

applicant 申请人

consignee 收货人

Invoice No. 发票号

high 高

top 顶

side 边

hard 硬的

no leakage 无渗漏的

garlic 大蒜

game player 游戏机

citric acid 柠檬酸

二、运输词汇

invoice 发票

means of Conveyance 运输工具

B/L or Way Bill No. 提单或运单号

place of arrival 到货地点

date of arrival 到货时间

place of despatch 启运口岸

port of destination 到达口岸

date of completion of discharge 卸货日期

Mark & No. 标签及号码　　　　　　destination 目的地

Name and No. of conveyance 运输工具名称及号码

port of despatch 启运口岸

date of arrival / departure 到达/离境日期

packing list 箱单　　　　　　package No. 装箱号

total packages 总箱数　　　　　specification 规格

country of origin 原产地

contract confirmation 合同确认书

THC（Terminal Handling Charge）码头操作费

ORC（Receiving Charger at Origin）出运港货运费

ARB（Arbitariec）中转费

MSC BAF\\CAF\\PSS\\STF\\RPF\\RPS\\PCS\\NPS\\WRS

BAF（Bunker Adjustment Factor）燃油附加费

CAF（Crecy Adjustment Factor）币值附加费

PSS（Peak Season Charge）旺季附加费

STF（Suez Transit Fee）苏伊士运河附加费

RPS 吊箱费

PCS（Port Congestion Surcharge）港口拥挤费

NPS（Nigerian Port Surcharge）尼日利亚港口附加费

WRS（War Risk Surcharge）战争风险附加费

DDC（Delivery Charges at Destination）目的港交货费

EBS（Emergency Bunker Surcharge）紧急燃油附加费

R/R（Rate / Restoration）费率恢复费

EBA（Emergency Bunker Additional）应急燃油费

YAS（Yen Appreciation Surcharge）日元升值附加费

GRI（General Rate Increase）正常费率增加

PTF（Panama Canal Transit Fee）巴拿马运河费

IFP（Interim Fuel Participation）暂时燃油附加费

ETS（Emergency Truking Surcharge）应急卡车附加费

DOC（Document）Fee 文件费

ERC（Equipency Repositioning Charge）集装箱返回费

CGS（Contingency Surcharge）拥挤附加费

IFA（Interim Fuel Assessment）暂时燃油费

SPS（Shanghai Port Surcharge）上海港口附加费

FRC（Fuel Recovery Charge）燃油恢复费

CUC（Chassis Usage Charge）底盘使用费

MCS（Metal Coil Surcharge）卷钢附加费

RFC（Rail Fuel Recovery Charge）铁路燃油恢复费

CDS（Calcutta Draft Surcharge）加尔各答附加费

TAR（Temporary Additional Risk Surcharge）临时战争风险附加费

CY（Container Yard）集装箱堆场

CFS（Container Freight Station）集装箱中转站

FAF（Fuel Additional Fee）燃油附加费

CFS（Container Freight Station）集装箱货运站

TEU（Twenty – feet Equivalent Unit）换算箱

C&F（Cost & Freight）成本加运费价

T/T（Telegraphic Transfer）电汇

D/P（Document Against Payment）付款交单

D/A（Document Against Acceptance）承兑交单

C. O（Certificate of Origin）一般原产地证

G. S. P.（Generalized System of Preferences）普惠制

CTN/CTNS（carton/cartons）纸箱

PCE/PCS（piece/pieces）只、个、支等

DL/DLS（dollar/dollars）美元

DOZ/DZ（dozen）一打

PKG（package）一包，一捆，一扎，一件等

WT（weight）重量

G. W.（Gross Weight）毛重

N. W.（Net Weight）净重

C/D（Customs Declaration）报关单

EA（each）每个，各

W（with）具有

w/o（without）没有

FAC（facsimile）传真

IMP（import）进口

EXP（export）出口

MAX（maximum）最大的、最大限度的

MIN（minimum）最小的，最低限度

M 或 MED（medium）中等，中级的

M/V（Merchant Vessel）商船

S. S（steamship）船运

MT 或 M/T（metric ton）公吨

DOC（document）文件、单据

INT（international）国际的

P/L（Packing List）装箱单、明细表

RMB（renminbi）人民币

S/M（Shipping Marks）装船标记

PR 或 PRC（price）价格

PUR（purchase）购买、购货

S/C（Sales Contract）销售确认书

L/C（Letter of Credit）信用证

B/L（Bill of Lading）提单

三、包装词汇

packing 包装

barrel 圆桶，桶

box 盒，箱

carton 纸箱；纸盒

crate 板条箱，柳条箱

in bulk 散装

plastic bag 塑料袋

wooden case 木箱

plastic drum 塑料桶

sack wooden case 木箱

packing material 包装材料

outer package 外包装

transparent package 透明包装

corrugated carton 瓦楞纸箱

poly bag 塑料袋

cushioning material 衬垫材料

roll 卷

bale 包，捆

basket box 盒，箱

bucket 桶

container 集装箱；容器

gunny bag 麻袋

pallet 托盘

Seal No. 铅封号

flexible package 软包装

wooden pallet 木托盘

plywood 胶合板箱

vacuum packaging 真空包装

dozen 打

bundle 捆

water proof packaging 防水包装

rustproof packaging 防锈包装

moisture proof packaging 防潮包装

shock proof packaging 防震包装

adhesive tape 压敏胶带　　　　　　　plastic foam 泡沫塑料

第二节　检疫及单证词汇

一、检验检疫词汇

inspection 检验

quarantine 检疫

commodity inspection mark 商检标志

conventional allowance 合同公差

date of completion of inspection 验讫日期

health certification mark 卫生标志

heat treatment 热处理

Inspection Certificate 检验证明

surveyor 检验行；公证行

Inspection Certificate of Quality 质量检验证书

Inspection Certificate of Quantity 数量检验证书

Inspection Certificate of Weight 重量检验证书

Inspection Certificate of Origin 产地检验证书

Inspection Certificate of value 价值检验证书

Inspection Certificate of Health 健康检验证书

Sanitary Inspection Certificate 卫生检验证书

Veterinary Inspection Certificate 兽医检验证书

inspection of packing 包装检验

inspection of loading 监装检验

inspection of material 材料检验

inspection of risk 被保险物价的检查

inspection of storage 监装

inspection of voucher 凭证检验

inception of carriage 货车检查

inspection of document 单证检查

inspection of fixed asset 固定资产检查

inspection of incoming merchandise 到货验收

Inspection Certificate on Damaged cargo 验残检验证书

Inspection Certificate on Tank 验船证书

Certificate of Measurement & Weight 货载衡量证书

Authentic Surveyor 公证签订人

inspection on cleanliness 清洁检验

inspection on cleanliness of dry cargo hold 干货舱清洁检验

inspection on cleanliness of tank 油舱清洁检验

inspection and acceptance 验收

inspection before delivery 交货前检验

inspection after construction 施工后检验

inspection during construction 在建工程检验

inspection between process 工序间检验

inspection report 检验报告

inspection tag 检查标签

Inspectorate General of Customs 海关稽查总局

inspection and certificate fee 检验签证费

to issue（a certificate）发…（证明）

Sworn Measurer 宣誓衡量人

Underwriters Laboratory 保险商实验室

Loyd's Surveyor 英国劳氏公证行

General Superintendence & Co, Geneva（S. G. S）瑞士日内瓦通用签订后司

Fumigation / Disinfection Certificate 熏蒸/消毒证书

phytosanitary Certificate For Re－export 植物转口检疫证书

Sanitary Certificate For Conveyance 交通工具卫生证书

Quarantine Certificate For Conveyance 运输工具检疫证书

Veterinary Health Certificate 兽医卫生证书

二、单证词汇

certificate 单证

air waybill 航空运单

bill of lading 提单

bill of entry 报关单

certificate of origin 一般原产地证书

GSP Certificate for Original Form A 普惠制原产地格式 A 证书

GSP abbr. Generalized System of Preference （关税）一般特惠制

clean bill of lading 清洁提单

letter of credit L/C 信用证

irrevocable L/C 不可撤销信用证

clean credit 光票信用证

commercial invoice 商业发票

proforma invoice 形式发票

sales confirmation 销售确认书

sales contract 销售合同

order 订单

purchase order 订货单

packing list 装箱单

export licence 出口许可证

import licence 进口许可证

in duplicate 一式两份

in triplicate 一式三份

in quadruplicate 一式四份

documentary draft 跟单汇票

letter of guarantee 保函

measurement list 尺码单

evidence 证据，凭证

China Compulsory Certificate（CCC）中国强制认证

application form for vaccination 预防接种申请书

certificate of damage 验残证书

issuing date 签发日期

shipping advice 装船通知

shipping note 装货通知单

supplementary certificate 补充证书

through bill of lading 全程联运提单

三、世界主要港口词汇

港口	国家
Abadan 阿巴丹	Iran 伊朗
Aden 亚丁	Yemen 也门
Alexandria 亚历山大	Egypt 埃及
Algiers 阿尔及尔	Algeria 阿尔及利亚
Amsterdam 阿姆斯特丹	Holland 荷兰
Ankara 安卡拉	Turkey 土耳其
Antwerp 安特卫普	Belgium 比利时
Bamako 巴马科	Mali 马里
Bangkok 曼谷	Thailand 泰国
Barcelona 巴塞罗那	Spain 西班牙
Basra 巴士拉	Iraq 伊拉克
Beirut 贝鲁特	Lebanon 黎巴嫩
Belfast 贝尔发斯特	U. K 英国
Belize 百利兹	Honduras 洪都拉斯
Bergen 卑尔根	Norway 挪威
Bintulu 宾士卢	Malaysia 马来西亚
Bombay 孟买	India 印度
Boston 波士顿	U. S. A 美国
Bremen 不来梅	Germany 德国
Brest 布勒斯特	France 法国
Brussels 布鲁塞尔	Belgium 比利时
Buenos Aires 布宜诺斯艾利	Argentina 阿根廷
Busan，Pusan 釜山	R. O. K 韩国
Berlin 柏林	Germany 德国
Cairo 开罗	Egypt 埃及
Calcutta 加尔各答	India 印度
Cape Town 开普敦	South Africa 南非
Casablanca 卡萨布兰卡	Morocco 摩洛哥
Chicago 芝加哥	U. S. A 美国
Copenhagen 哥本哈根	Denmark 丹麦
Damman 达曼	Saudi Arabia 沙特阿拉伯

Darwin 达尔文	Australia 澳大利亚
Detroit 底特律	U. S. A 美国
Dover 多佛尔	U. K 英国
Dubai 迪拜	U. A. E 阿联酋
Dublin 都柏林	Ireland 爱尔兰
Durban 德班	South Africa 南非
Genoa（Genova）热那亚	Italy 意大利
GeorgeTown 乔治市	Malaysia 马来西亚
GoodHope 好望角	South Africa 南非
Guantanamo 关塔那摩	Cuba 古巴
Halifax 哈利弗克斯	Canada 加拿大
Hamburg 汉堡	Germany 德国
Hanoi 河内	Vietnam 越南
Helsinki 赫尔辛基	Finland 芬兰
Hiroshima 广岛	Japan 日本
Houston 休斯敦	U. S. A 美国
Istanbul 伊斯坦布尔	Turkey 土耳其
Jakarta 雅加达	Indonesia 印度尼西亚
Kiel 基尔	Germany 德国
Kobe 神户	Japan 日本
KualaLumpur 吉隆坡	Malaysia 马来西亚
LaGuaira 拉瓜伊拉	Venezuela 委内瑞拉
Lisbon（Lisboa）里斯本	Portugal 葡萄牙
Liverpool 利物浦	U. K 英国
London 伦敦	U. K 英国
Long Beach 长滩	U. S. A 美国
Los Angeles 洛杉矶	U. S. A 美国
Malacca（Melaka）马六甲	Malaysia 马来西亚
Melbourne 墨尔本	Australia 澳大利亚
Messina 墨西拿	Italy 意大利
Montreal 蒙特利尔	Canada 加拿大
Moscow 莫斯科	Russia 俄罗斯
Nagasaki 长崎	Japan 日本
Nagoya 名古屋	Japan 日本
Naples（Napoli）那不勒斯	Italy 意大利

New Castle 纽卡斯尔 　　　　　U. S. A 美国

Osaka 大阪 　　　　　　　　　Japan 日本

Oslo 奥斯陆 　　　　　　　　　Norway 挪威

Panama City 巴拿马城 　　　　　Panama 巴拿马

Port Said 赛得港 　　　　　　　Egypt 埃及

Port Sudan 苏丹港 　　　　　　Sudan 苏丹

Pyongyang 平壤 　　　　　　　D. P. R. K 朝鲜

Quebec 魁北克 　　　　　　　　Canada 加拿大

Rabat 拉巴特 　　　　　　　　Morocco 摩洛哥

Rio de Janeiro 里约热内卢 　　　Brazil 巴西

Rotterdam 鹿特丹 　　　　　　Holland 荷兰

Salvador 萨尔瓦多 　　　　　　Brazil 巴西

San Francisco 旧金山 　　　　　U. S. A 美国

Santiago 圣地亚哥 　　　　　　Cuba 古巴

Seattle 西雅图 　　　　　　　　U. S. A 美国

Singapore 新加坡 　　　　　　Singapore 新加坡

Southampton 南安普顿 　　　　U. K 英国

Stockholm 斯德哥尔摩 　　　　Sweden 瑞典

Suez Port 苏伊士港 　　　　　　Egypt 埃及

Sydney 悉尼 　　　　　　　　　Australia 澳大利亚

Tokyo 东京 　　　　　　　　　Japan 日本

Toronto 多伦多 　　　　　　　Canada 加拿大

Valencia 巴伦西亚 　　　　　　Spain 西班牙

Vancouver 温哥华 　　　　　　Canada 加拿大

Venice 威尼斯 　　　　　　　　Italy 意大利

Vera Cruz 维拉克鲁斯 　　　　Mexico 墨西哥

Victoria 维多利亚 　　　　　　Canada 加拿大

Yangon 仰光 　　　　　　　　Myanmar 缅甸

Yokohama 横滨 　　　　　　　Japan 日本

四、组织机构缩写

OMIC（Overseas Merchandise Inspection Co.）（日）海外货物检查株式会社

PICC（People's Insurance Company of China）中国人民保险公司

SAC（Standardization Administration of China）中国国家标准化管理委员会

SGS（Societe Generale de Surveillance）瑞士通用鉴定公司

UL（Under writers' Laboratories）（美）保险商实验室

UNCTAD（United Nations Conference on Trade and Development）联合国贸易与发展会议

UNDP（United Nations Development Program）联合国开发计划署

UNEP（United Nations Environment Program）联合国环境署

WCO（World Customs Organization）世界海关组织

WHO（World Health Organization）世界卫生组织

WIPO（World Intellectual Property Organization）世界知识产权组织

WTO（World Trade Organization）世界贸易组织

第十六章 报检常用短语和句子

【知识目标】

熟悉出入境检验检疫相关的外贸短句；

掌握出入境检验检疫工作中的专业口语表达。

【能力目标】

能够熟练运用出入境检验检疫的专业英语进行报检单证缮制及日常业务交往。

【引例】

小沈所在的公司常年从事对外啤酒出口业务，小沈作为报检员在进行报检过程中要掌握哪些专业英语才能顺利完成工作？她所从事的该项货物报检会有英文单证么？有多少单证是需要报检英语知识的？

第一节 报检常用外贸短句

一、外贸合同常用短句

1. 我们已向该公司提出询价（询盘）。

We addressed our inquiry to the firm.

2. 对该公司的询价信，我们已经回复。

We answered the inquiry received from the firm.

3. 我公司已收到，该公司关于这类商品的询盘。

We have an inquiry for the goods received from the firm.

4. 我们已邀请客户对该商品提出询价。

We invited inquiries for the goods from the customers.

5. 敬请将贵公司的进口商品目录寄来为荷。

Will you please let us have a list of items that are imported by you.

6. 如能得到贵方特殊的询价，则甚为感谢。

We shall be glad to have your specific inquiry.

7. 敬请惠寄报价单和样品可否？请酌。

Would you care to send us some samples with the quotations.

8. 由于这一次订购是合同的组成部分，请提供最好的条件。

Please put us on your best terms, as this order forms part of a contract.

9. 请告知以现金支付的优惠条款和折扣比例。

Please state your best terms and discount for cash.

10. 由于打折扣，请告知最好的装货（船）条件。

Please put us on your very best shipping terms as regards discount.

11. 请告知该商品的价格和质量。

Please let us have information as to the price and quality of the goods.

12. 请对日本生产的合成纤维的制品，如尼龙、维尼龙、莎纶等报最低价格。

Please quote us your lowest price for sundry goods, including synthetic fiber good, such as nylon, vinylon, and saran made in Japan.

13. 敬请告知该货以现金支付的最低价格。

Kindly favour us with the lowest cash price for the goods.

14. 敬请告知贵公司可供应的上等砂糖的数量和价格。

Kindly let us know at what price you are able to deliver quantities of best refined sugar.

15. 请报德克萨斯州产中等棉花50包、11月份交货的最低价格是多少？

At what lowest price can you quote for 50 bales middling Texas cotton for November?

16. 请报10英担、一级软木（瓶）塞的最低价格。

Please quote us the lowest price for ten cwt. best Cork.

17. 请对上述产品报运至我方工厂交货的最低价格。

We shall be obliged by a quotation of your lowest price for the said goods free delivered at our works.

18. 请贵方惠寄商品目录并报价，谢谢。

I shall be glad if you will send me your catalogue together with quotations.

19. 请对该商品报最低价。

Please quote us your lowest prices for the goods.

20. 贵公司7月1日来函就该商品优惠条件的询盘敬悉。

We have received your letter of July 1, enquiring about the best terms of the goods.

二、常用商务短句

1. 货物用麻袋包装，每袋净重 50 公斤。

The goods were packed in gunny bags of 50kgs net each.

2. 上述货物的品质符合 JBD–089 合同号的品质要求。

The quality of the above mentioned goods were in conformity with the requirement of the contract No. JBD–089.

3. 符合成交样品。

Corresponding with the negotiated sample.

4. 每罐内容物净重。

Net weight of contents per tin.

5. 从上述货物中任意抽取代表性样品，经检验结果如下。

Representative sample were drawn at random from the above mentioned goods and were inspected with the results as follows.

6. 上述情况系生产过程中所造成。

The above mentioned condition was caused in the process of manufacturing.

7. 货物符合售货确认书规格要求。

The goods comply with the specifications of the sales confirmation.

8. 到货净重短少，系原发货重量不足所致。

The shortage in net weight of delivered cargo was due to insufficiency of originally dispatched weight.

9. 鉴于上述情况，我们认为上述货物短少系付运前漏装所致。

In view of the above, we are of the opinion that the shortage of the said cargo was due to short packing before shipment.

10. 我们的价格比其他制造商开价优惠得多。这一点你可以从我们的价格单看到，所有价格当然要经我方确认后方有效。

Our prices compare most favorably with quotations you can get from other manufacturers. You ll see that from our price sheet. The prices are subject to our confirmation, naturally.

11. 我们向你们报最优惠价，按此价我们已与其他客户做了大批生意。

We offer you our best prices, at which we have done a lot business with other customers.

12. 请告诉我们贵方对规格、数量及包装的要求，以便我方尽快制定出报价。

Will you please tell us the specifications, quantity and packing you want, so that we can work out the offer ASAP.

13. 这是价格表，但只供参考。是否有你特别感兴趣的商品？

This is the pricelist, but it serves as a guide line only. Is there anything you are particularly interested in?

14. 你们对包装有什么特别要求吗？这是我们目前用的包装样品，你可以看一下。

Do you have specific request for packing? Here are the samples of packing available now, you may have a look.

15. 不知道您认为我们的规格是否符合你的要求，我敢肯定我们的价格是非常有竞争力的。

I wonder if you have found that our specifications meet your requirements. I'm sure the prices we submitted are competitive.

16. 大量询盘证明我们的产品质量过硬。

Heavy enquiries witness the quality of our products.

17. 很遗憾，你们所询货物目前无货。

We regret that the goods you inquire about are not available.

18. 我的报价以合理利润为依据，不是漫天要价。

My offer was based on reasonable profit, not on wild speculations.

19. 能否告知你们将采用那种付款方式？

Could you tell me which kind of payment terms you'll choose?

20. 不知你们能不能接受在一段时间内分批交货？

Would you accept delivery spread over a period of time?

第二节　检验检疫常用短句

一、报检常用口语

1. 我们需要一份植物检疫证书。

We need a phytosanitary Certificate.

2. 食品出口检验。

Food inspection for export.

3. 请填写一份申请。

Fill in this Application Form, please.

4. 请出示报关单。

Please show me the Customs Declaration Form.

5. 中华人民共和国国境口岸食品生产经营单位卫生许可证申请书。

Application form for the health permit for food producing and dealing unit at frontier ports of P. R. C.

6. 兹证明上述植物或植物产品已经按照规定程序进行检查和/或检验，被认为不带有输入国/地区规定的检疫性有害生物，符合输入国/地区现行的植物检疫要求。

This is to certify that the plants or plant products described above have been tested and/or inspected according to appropriate procedures and are considered to be free from quarantine pests specified by the importing country/region, and that they are considered to confirm with the current phytosanitary requirements of the importing country/region.

7. 产品来自处于官方兽医监督下并有正式出口许可证的屠宰场屠宰的牲畜。

This lot of product derived from animals slaughtered in a slaughter house which is under constant supervision by an official veterinarian and which is officially licensed for export.

8. 本批冻猪肉系来自非疫区的猪，经兽医宰前宰后检验，健康无病，适合人类食用。

This lot of frozen pork meat was derived from pigs originated from non - epizootic area and were found healthy and free from diseases through ante - mortem and post - mortem veterinary inspections and is fit for human consumption.

9. 产品加工、包装、保管、运输均符合食品卫生要求。

The products were processed, packed, stowed and transported under the food hygienic requirements.

10. 对上述样品进行化学分析，其平均结果如下。

The above samples were analyzed with the average results as follows.

11. 本批货物品质与合同规定的不符。

The quality of this lot of goods does not comply with that stipulated in the contract.

12. 今天咱们讨论商品检验问题吧。

Shall we take up the question of inspection today?

13. 布莱克先生与中方进口商就商品检验问题进行洽谈。

Mr. Black is talking with the Chinese importer about inspecting the goods.

14. 我们要检查一下这批瓷器是否有破损的。

We should inspect this batch of porcelainware to see if there is any breakage.

15. 出口商在向船运公司托运前有权检验商品。

The exporters have the right to inspect the export goods before delivery to the shipping line.

16. 商品检验工作在到货后一个月内完成。

The inspection should be completed within a month after the arrival of the goods.

17. 如果双方的检测结果一致，我们就收货。

We'll accept the goods only if the results from the two inspections are identical with each other.

18. 您希望在哪里复验商品?

Where do you wish to reinspect the goods?

19. 进口商在货到后有权复验商品。

The importers have the right to reinspect the goods after their arrival.

20. 复验的时限是什么时候?

What's the time limit for the reinspection?

二、海关商检英语

1. 这批货测试和复验起来比较复杂。

It's very complicated to have the goods reinspected and tested.

2. 如果检验和复验的结果有出入该怎么办呢?

What if the results from the inspection and the reinspection do not coincide with each other?

3. 如果货物的质量与合同不符,由谁出具检验证明书呢?

Who issues the inspection certificate in case the quality do not confirm to the contract?

4. 检验证明书将由中国进出口商品检验局或其分支机构出具。

The certificate will be issued by China Import and Export Commodity Inspection Bureau or by any of its branches.

5. 检验证明书将由商检局局长签字。

The Inspection Certificate will be signed by the commissioner of your bureau.

6. 我们的证明书以盖公章和局长签字为有效。

Our certificates are made valid by means of the official seal and personal chop of the commissioner.

7. 通常证明书是用中文和英文开具的。

As a rule, our certificate is made out in Chinese and English.

8. 你们还要出具另一份证明书,以证明货物没有受放射线污染。

You may have another certificate showing the goods to be free from radioactive contamination.

9. 我们的货物只有在符合出口标准后,商检局才予以放行。

Our goods must be up to export standards before the Inspection Bureau releases them.

10. 我是动植物检疫官,请您在飞机动植物检疫记录单上签字。

I'm a quarantine officer from the Animal and Plant Quarantine Bureau. Would you please sign on the record of aircraft quarantine?

11. 我想检查一下食品舱和客舱。

I want to inspect food fuselage and passenger fuselage.

12. 这些配餐仅限在飞机上使用,请不要带下飞机。

These rationed food can only be used on board. Please don't take them off the plane.

13. 这是动植物检疫法的规定。

This is the items of the law of Animal and Plant Quarantine.

14. 请问谁是货主?

Excuse me, who is the owner of these goods?

15. 请把货舱门打开好吗?

Would you please open the door of cargo bay?

16. 请将检疫证书、货运单给我?

Would you please show me the quarantine certificate and the shipping documents?

17. 货物经现场检疫未发现传染性疾病或病虫。

No infections diseases or injurious insects have be found in the course of on – the – spot inspection.

18. 暂时不可以卸货。

Discharge is not allowed temporarily.

19. 我要对货物、运输工具及装卸器具进行消毒处理。

I'll sterilize the means of transportation and the means of loading and unloading in warehouse.

20. 这是检疫调离通知单。

This is a notification of the quarantine transfer.

附录一

2012 年度报检员资格全国统一考试真题及答案（A卷）

一、单项选择题

1. 我国质量主管部门是：

   A. 国家发改委　　　　B. 商务部　　　　C. 国家质检总局　　　　D. 国家工商总局

2. 装载出口冷冻蔬菜的集装箱无须实施：

   A. 卫生检疫　　　　　　　　　　　B. 动植物检疫

   C. 适载检验　　　　　　　　　　　D. 食品卫生监督检验

3. 填制报检单时，对于无法填写或无须填写的栏目，应当填制为：

   A. 无　　　　　　B. blank　　　　　　C. ***　　　　　　D. n/m

4. 代理报检企业发生以下行为，将被撤销代理报检企业注册登记的是：

   A. 出让其名义供他人办理代理报检业务

   B. 未按照规定建立完善代理报检业务档案

   C. 不能真实完整地记录其承办的代理报检业务

   D. 未按期申请例行审核

5. 以下所列出境货物包装物，需实施除害处理的是：

   A. 铁托盘　　　　　B. 塑料托盘　　　　C. 木托盘　　　　D. 纸托盘

6. 出口货物输往下列国家，我国只对法检目录内的工业产品实施装运前检验的是：

   A. 伊朗　　　　　　B. 埃及　　　　　　C. 塞拉利昂　　　　D. 埃塞俄比亚

7. 关于报检日期，以下表述正确的是：

   A. 报检人填制报检单的日期　　　　　　B. 检验检疫机构受理的日期

   C. 检验检疫机构施检的日期　　　　　　D. 缴纳费用的日期

8. 关于代理报检企业，以下表述错误的是：

   A. 申请注册时，应有不少于 5 名取得报检员资格证的拟任报检员

   B. 代理报检专用章应在检验检疫机构备案

C. 每年都应按受检验检疫的例行审核

D. 可以代理委托人缴纳检验检疫费

9. 以下 HS 编码对应的出口商品，实施出口质量许可管理的是：

    A. 2008113000　　　B. 3924900000　　　C. 8108203000　　　D. 9503005000

10. 食品进口商应建立食品进口销售记录，保存期限不得少于：

    A. 一年　　　　　B. 两年　　　　　C. 三年　　　　　D. 四年

11. 以下所列货物，不允许以市场采购的方式出口的是：

    A. 糖水荔枝罐头　　B. 劳保手套　　　C. 冷轧钢板　　　　D. 塑料淋浴喷头

12. 《入境检验检疫机构实施检验检疫的进出境商品目录 2012》中检验检疫类别含 "Q" 的商品编码是：

    A. 2065　　　　　B. 2201　　　　　C. 2211　　　　　D. 2370

13. 以下所列入境货物，报检时应提供装运前检验证书的是：

    A. 可用作原料的固体废物　　　　　B. 大宗散装货物

    C. 易腐烂变质商品　　　　　　　　D. 危险化学品

14. 关于出境快件报检的表述，正确的是：

    A. 由快件发货人在货物产地办理报检手续

    B. 由快件发货人在货物离境口岸办理报检手续

    C. 由快件运营人在货物产地办理报检手续

    D. 由快件运营人在货物离境口岸办理报检手续

15. 以下商品编码对应的商品，无须实施出口食品卫生监督检验的是：

    A. 0504001100　　　B. 0714500000　　　C. 1602329100　　　D. 2008993100

16. 首次出口的化妆品，报检时不需要提供的随附资料是：

    A. 生产企业卫生许可证　　　　　　B. 生产企业的自我声明

    C. 产品配方　　　　　　　　　　　D. 生产企业所执行的国家标准

17. 以下所列出口产品，应在生产加工后 72 小时内出口的是：

    A. 鲜荔枝　　　　　B. 鲜鸡蛋　　　　C. 冻鸡　　　　　D. 冰鲜鹅

18. HS 编码为 0703101000 的货物，其出境货物换证凭单的有效期为：

    A. 14 天　　　　　B. 21 天　　　　　C. 60 天　　　　　D. 6 个月

19. 关于进出口水产品，以下表述正确的是：

    A. 进口水产品应当从国家质检总局指定的口岸进口

    B. 进口水产品应当在渔业行政主管部门指定的冷库存储

    C. 检验检疫机构对出口水产品养殖场实施备案管理

    D. 出口水产品出厂检验记录保存期限不得少于 1 年

20. 种用干豌豆的检验检疫类别为：

    A. PR/QS　　　　　B. P/Q　　　　　C. PR/Q　　　　　D. P/NQ

21. 以下所列贸易术语，按照卖方风险和责任由小到大排列正确的是：

    A. EXW. FCA. DDP
    B. FAS. DDU. CIF

    C. EXW. CFR. FOB
    D. DAF. CIP. FAS

22. 进口兰花种苗，其报检时限为入境前：

    A. 3 天
    B. 5 天
    C. 7 天
    D. 14 天

23. 以下入境产品，须办理动植物检疫审批的是：

    A. 蓝湿牛皮
    B. 盐渍猪肠衣
    C. 洗净羽绒
    D. 黄油

24. 以下无须办理注册登记的是：

    A. 出口植物源性食品原料种植基地
    B. 出境水果果园

    C. 出境竹木草制品生产企业
    D. 出境种苗花卉生产经营企业

25. 以下表述错误的是：

    A. 所有旧机电产品进口时都须报检

    B. 检验检疫类别含有 L 的产品入境时无须提供 CCC 证书

    C. 进口电池报检时应提供进出口电池产品备案书

    D. 进口家用冰箱报检时应提供非氯氟烃制冷剂的证明材料

二、多项选择题

1. 以下所列，应办理报检员证注销手续的有：

    A. 报检员离职
    B. 报检员调往其他企业

    C. 报检员证遗失
    D. 报检员两年内未从事报检业务

2. 关于商品编码 2002101000 和 2002909000 所对应的货物，以下表述正确的有：

    A. 均须实施进境动植物、动植物产品检疫

    B. 均不实施进口商品检验

    C. 均须实施进口食品卫生监督检验

    D. 均须实施出境动植物、动植物产品检疫

3. 以下所列，应向检验检疫机构报检的有：

    A. 入境废物原料
    B. 进口旧机电产品

    C. 出境集装箱
    D. 出口危险货物包装容器

4. 商品编码 9503008900 对应的货物须实施：

    A. 海关与检验检疫联合监管
    B. 民用商品入境验证

    C. 出口商品检验
    D. 进口商品检验

5. 报检员有下列行为，将被取消报检资格，吊销报检员证的有：

    A. 提供虚假合同
    B. 伪造检验检疫印章

    C. 买卖检验检疫通关证明
    D. 遗失检验检疫证单

6. 质量发展纲要 2011—2012 提出的质量发展主要指标有：

    A. 生活质量指标
    B. 产品质量指标

C. 工程质量指标
D. 服务质量指标

7. 以下商品编码对应的出口货物，须申请出境货物通关单的有：

A. 0505100090　　　B. 0706100001　　　C. 1601001010　　　D. 3924100000

8. 下列情况应重新报检的有：

A. 超过检验检疫有效期
B. 改换包装
C. 重新拼装
D. 变更输入国家且检验检疫要求不同

9. 入境转基因大米报检时需提供：

A. 进境动植物检疫许可证
B. 原产地证书
C. 农业转基因生物安全证书
D. 农业转基因生物标识审查认可批准文件

10. 关于商品编码 0506909011 和 0507100010 所对应的货物，以下表述正确的有：

A. 均须实施进口商品检验
B. 均须实施出口食品卫生监督检验
C. 均属于国家禁止进境商品
D. 均属于国家禁止出境商品

11. 坚持以质取胜，建设质量强国，是：

A. 保障和改善民生的迫切需要
B. 调整经济结构和转变发展方式的内在需求
C. 实现科学发展和全面建设小康社会的战略选择
D. 增强综合国力和实现中华民族伟大复兴必由之路

12. 关于代理报检企业，以下表述正确的有：

A. 应经检验检疫机构注册登记
B. 注册资金应在人民币 50 万元以上
C. 注册登记证书有效期为 4 年
D. 代理报检业务档案保存期限为 3 年

13. 以下商品编码对应的货物，须实施进口商品检验的有：

A. 5101110001　　　B. 6110191029　　　C. 8101970000　　　D. 9508900000

14. 以下所列出口货物，其装运集装箱无须实施适载检验的有：

A. 木制家具
B. 速冻蔬菜
C. 与食品接触的陶瓷器皿
D. 内衣

15. 以下所列，检验检疫机构实行备案管理的有：

A. 出口肉类产品生产企业
B. 储存出境动物产品的冷库
C. 出口食品生产企业
D. 出口饲料生产企业

16. 出口危险化学品报检时应提供的单据有：

A. 生产企业符合性声明
B. 危险特性分类鉴别报告
C. 安全数据单
D. 危险公示标签样本

17. 以下商品编码，第一计量单位相同的有：

    A. 9405100000   B. 9405200000   C. 9405300000   D. 9405401000

18. 出入境检验检疫工作的主要职责有：

    A. 保护人民健康   B. 保护农林牧渔业生产安全

    C. 保护与对外贸易有关的知识产权   D. 提高出口企业管理水平和产品质量

19. 以下属于进出口化妆品检验项目的有：

    A. 标签   B. 数量   C. 包装   D. 品质

20. 以下货物对应的商品编码品目号是 0704 的有：

    A. 鲜花椰菜   B. 鲜卷心菜   C. 鲜西兰花   D. 鲜包心生菜

21. 以下所列，属于国际贸易运输方式的有：

    A. 海洋运输   B. 航空运输   C. 邮包运输   D. 集装箱运输

22. 进口食品的进口商办理备案手续时，需提供的材料有：

    A. 备案申请表   B. 法定代表人身份证明

    C. 企业质量安全管理制度   D. 拟经营的食品种类、存放地点

23. 以下所列，属于禁止携带入境 的有：

    A. 动植物病原体   B. 笔记本电脑   C. 骨灰   D. 土壤

24. 根据进出口商品检验法，以下属于法检商品目录制定、调整原则的有

    A. 保护人类健康和安全   B. 保护动物或者植物的生命和健康

    C. 保护环境   D. 防止欺诈行为

25. 出口工业企业分类评定标准包括的要素有：

    A. 企业出口规模   B. 企业信用情况

    C. 企业检测能力   D. 企业人员素质

三、判断题

1. 报检单的"报检人郑重声明"一栏须有报检员手签。（　　　）

2. 进口肉类和水产品均应在取得《入境货物检验检疫证明》后，方可生产、加工、销售和使用。（　　　）

3. HS 的类注释、章注释和子目注释是 HS 不可分制的部分，其法律效力仅次于品目条文。（　　　）

4. 进口棉花须在第一到货口岸实施现场开包检验。（　　　）

5. 商品编码为 9503006000 的进口货物，报检时应提供《进境动植物检疫许可证》。（　　　）

6. 取得报检员资格的人员可以兼任具有相同法人代表的两个企业的报检员。（　　　）

7. 出口危险货物包装容器的生产企业，应申请包装容器使用鉴定。（　　　）

8. HS 分类原则是按照商品的来源，结合加工程度和用途以工业部门划分。（　　　）

9. 经检验合格的出口烟花爆竹，均应在运输包装明显的部位加贴验讫标志。（　　　）

10. 货物总值不足 2 000 元的，面授品质检验费。（　　　）

11. 进口货物取得《入境货物通关单》后，方可销售或使用。（　　　）

12. 代理报检业务档案保存期限为 4 年。（　　　）

13. 自理报检单位的报检员可以在注册地以外办理本单位的报检业务。（　　　）

14. 首次出口的小家电生产企业，检验检疫机构按照三类企业管理。（　　　）

15. 《进出口电池产品备案书》的有效期为一年。（　　　）

16. 商品编码为 0710300000 的进口货物，应实施出境动植物、动植物产品检疫和出口食品卫生监督检验。（　　　）

17. 《法检目录》的基本结构由"商品编码""商品名称及备注""计量单位""海关监管条件"和"检验检疫类别"五项组成。（　　　）

18. 进口活动物的收货人应凭《进境动植物检疫许可证》申请临时隔离检疫场备案。（　　　）

19. 《出境货物报检单》的"生产单位注册号"一栏应填写发货人的备案登记号。（　　　）

20. 核桃仁罐头的检验检疫类别是 A/B。（　　　）

21. 进口已超过质量保证期的柴油发动机（HS 编码 8408909390，检验检疫类别为/N），应办理报检手续。（　　　）

22. 出口埃及的冷藏洋葱，应申请装运前检验证书。（　　　）

23. 入境人员每人仅限携带两只伴侣动物进境。（　　　）

24. 《进境动植物检疫许可证》须一次使用完毕，不能分批核销。（　　　）

25. 检验检疫机构对进出口肉类产品生产加工企业实施信用管理及分类管理。（　　　）

26. 进口原木不带树皮的，国外官方出具的植物检疫许可证书中应做出声明。（　　　）

27. 报检人通过电子报检软件发送报检信息后，应自行打印报检单。（　　　）

28. 出口水产品的检验检疫有效期为 21 天。（　　　）

29. "中国强制认证"的英文为"China Commpdity Certificate"。（　　　）

30. 进口预包装食品的标签、说明书应当载明食品的原产地以及境外生产商的名称、地址、联系方式。（　　　）

四、基础英语题

1. We refuse to (　　　) the commodity for its poor quality.

　　A. accept　　　　　B. accepted　　　　C. be accepted　　　D. have accepted

2. This certificate is valid (　　　) 60 days.

　　A. to　　　　　　B. for　　　　　　C. ill　　　　　　D. with

3. (　　　) package will result in the damage to the goods during the long-distance transportation.

　　A. Suitable　　　　B. Good　　　　　C. Improper　　　　D. Strong

4. According to the contract, transshipment is not (　　).

　　A. allowing　　　　　B. allowed　　　　　C. being allowed　　　D. allow

5. The products were processed, packed, stowed and transported (　　) the food hygienic requirements.

　　A. under　　　　　　B. in　　　　　　　C. on　　　　　　　D. by

6. The product was inspected and quarantined by the competent authority, in accordance (　　) the relevant regulations.

　　A. on　　　　　　　B. to　　　　　　　C. for　　　　　　　D. with

7. The sample is of no (　　) value.

　　A. commercial　　　B. commerce　　　　C. comet　　　　　D. commence

8. The goods were packed (　　) plywood cases, with gunnies covering the outside.

　　A. about　　　　　　B. on　　　　　　　C. in　　　　　　　D. up

9. The representative samples were (　　) at random.

　　A. being drawn　　　B. drawing　　　　C. drawn　　　　　D. draw

10. The total (　　) of the goods is ＄20,000.

　　A. quantity　　　　　B. weight　　　　　C. quality　　　　　D. value

五、综合实务不定项选择题

（一）江西美美纺织服装公司与美国 A 公司签订合同生产出口棉制针织 T 恤衫，所用的原料棉花（检验检疫类别 M. P/N. Q）从印度 B 公司购买，入境口岸为广州。出口成品原计划从深圳海运出口，领取出境货物换证凭条后，因国外客户急于用货，拟改为从广州空运出口。

1. 江西美美纺织服装公司在进口货物报检前须事先办理：

　　A. 进境动植物检疫审批　　　　　　B. 自理报检单位备案登记

　　C. 隔离检疫场注册登记　　　　　　D. 竹木草制品生产企业注册登记

2. 以下表述正确的有：

　　A. 进口的棉花须实施商品检验

　　B. 进口的棉花须实施动植物、动植物产品检疫

　　C. 出口的 T 恤衫须实施商品检验

　　D. 出口的 T 恤衫须实施动植物、动植物产品检疫

3. 检验检疫机构对进口棉花国外供货商实施：

　　A. 装运前检验管理　　　　　　　　B. 注册登记管理

　　C. 强制性认证管理　　　　　　　　D. 备案登记管理

4. 出口的 T 恤衫报检时应提供的单据有：

　　A. 合同、发票、装箱单

　　B. 出口商品注册登记证书

C. 进口棉花的入境货物检验检疫证明

D. 国外客户指定的检验机构出具的检验报告

5. 关于出口口岸发生变化，以下表述错误的有：

    A. 因企业已领出境货物换证凭条，出口口岸不能更改

    B. 企业应重新发送报检数据更改出口口岸

    C. 企业应申请更改出境货物换证凭条

    D. 重新报检

（二）江苏 A 外贸公司向埃及出口一批价值为 50 000 美元的智力玩具，该批货物由浙江 B 工厂生产，包装数量为 1 000 个纸箱，50 个木托盘。该批货物装于一个 40 尺的集装箱从上海口岸出口，出口前，A 外贸公司报检员张某把其中 10 个纸箱内的货物调换为埃及客户在中国市场采购的食品，被口岸检验检疫机构查验发现。

6. 以下表述正确的有：

    A. 该批货物应在江苏报检申请检验   B. 该批货物应在浙江报检申请检验

    C. 该批货物应在上海报检申请检验   D. 货主可自行选择报检地点

7. 关于该批货物的木托盘，以下表述正确的有：

    A. 应使用非针叶木制作   B. 应经除害处理合格

    C. 应加施 IPPC 标识   D. 应加施 CCC 标识

8. 该批货物报检时应提供的资料有：

    A. 出口玩具注册登记证书   B. 玩具实验室出具的检测报告

    C. 型式试验确认书   D. 免于办理强制性产品认证的证明

9. 该批货物应由检验检疫机构实施：

    A. 品质检验   B. 价格核实

    C. 监督装载   D. 民用商品验证

10. 对于报检员张某调换货物的行为，检验检疫机构将采取的措施有：

    A. 暂停 B 工厂的出口资格   B. 对 A 公司进行处罚

    C. 对张某进行处罚   D. 调换的食品不允许出口

（三）南昌 A 工厂从韩国 B 贸易公司进口一批冻鸡胗，货物从上海口岸进境。A 工厂使用该批货物生产了鸡胗罐头，鸡胗罐头从厦门口岸报关出口至新加坡。

11. 根据有关规定，A 工厂应办理：

    A. 自理报检单位备案登记   B. 进口肉类产品收货人备案

    C. 出口食品生产企业备案   D. 强制性产品认证

12. 以下表述正确的有：

    A. B 公司应向国家质检总局申请办理进口食品境外出口商备案

    B. 该批冻鸡胗进口后应存放于经检验检疫机构备案的冷库

    C. 该批冻鸡胗应在上海口岸报检

D. 取得入镜货物通关单后 A 工厂即可加工使用该批冻鸡胗

13. 报检进口冻鸡胗应当提供的单据有：

　　A. 境外产地预检验证明　　　　　　B. 进口肉类产品收货人备案证明

　　C. 进境动植物检疫许可证　　　　　D. 输出国家官方检疫证书

14. 关于冻鸡胗，以下表述正确的有：

　　A. 商品编码为 0504002100　　　　 B. 商品编码为 0504002900

　　C. 检验检疫类别为 P/Q　　　　　　D. 应实施进口商品检验

15. 关于出口的鸡胗罐头，以下表述正确的有：

　　A. 应在生产加工后 6 个月内出口

　　B. 应在南昌申请检验

　　C. 应在厦门申请出境货物通关单

　　D. 实施动植物、动植物产品检疫和食品卫生监督检验

六、综合实务判断题

（一）山东启明进出口贸易公司（自理报检单位备案号 3707600573）与香港华南贸易公司（HAWK. LAND TRADB COMPANY HONGKONG）签订经贸合同出口工业级氢氧化钾，货物生产商为云南昆明华融化工有限责任公司（自理报检单位的备案号 5300600059），请根据所提供的材料判断（出境货物报检单）有关内容的正误。

SALES CONTRACT

No.：201208QM275

Date：Aug. 15，2012

● The Buyer：HAWK. LAND TRADE COMPANY，HONGKONG

The Seller：SHANDONG QIMING IMP. &EXP. CORP.

This contract is made by and between the Seller and the Buyer, whereby the Seller agrees to sell and the Buyer agrees to buy the under – mentioned goods according to the terms and conditions stipulated below：

Name of Commodity	Quantity/Weight	Unit Price	Total Price
POTASSIUM OF OXYGEN AND HEDROGEN (Industry Grade)	100,000KGS 100BAGS	USD 7. 60/KG	USD 760,000

Packing：In P. P. BAGS

Port of Loading：CHONGQING PORT，CHINA

Port of Destination：NEWYORK PORT，U. S.

Shipping Mark：HAWK – LAND

Date of Shipment：Sep. 2012/By Vessel

Terms of Payment：L/C

Document Required：Certificate of Quality Issued By CIQ showing the number of L/C.

The Buyer　　　　　　　　　　　　　　　　　　　　　　　The Seller

中华人民共和国出入境检验检疫
出境货物报检单

（1）报检单位（加盖公章）：云南昆明华融化工有限责任公司 　　*编　　号_____

报检单位登记号：5300600059 　　　　　　　　　　报检日期：2012 年 8 月 29 日

（2）发货人	（中文）山东启明进出口贸易公司
	（外文）SHANDONG QIMING IMP. &EXP. CORP.
收货人	（中文）香港华南贸易公司
	（外文）HAWK. LAND TRADE COMPANY, HONGKONG

货物名称（中/外文）	（3）HS 编码	产地	（4）数/重量	货物总值	（5）包装种类及数量
氢氧化钾（工业级）	2825909000	云南省昆明市	100 件	USD 760000.00	100 编制集装袋

运输工具名称号码	船舶	贸易方式	一般贸易	货物存放地点	工厂仓库
合同号	201208QM275	（6）信用证号	***	用途	其他
发货日期	2012.09.23	（7）输往国家（地区）	美国	许可证/审批号	***
启运地	重庆口岸	到达口岸	纽约	生产单位注册号	5300600059

集装箱规格、数量及号码	***

合同、信用证订立的检验检疫条款或特殊要求	（8）标记及号码	（9）随附单据（划"√"或补填）	
属于危险化学品 工业用途	N/M	☑合同	☐包装性能结果单
		☐信用证	☐许可/审批文件
		☑发票	☐
		☐换证凭单	☐
		☑装箱单	☐
		☑厂检单	☐

（10）需要证单名称（划"√"或补填）		*检验检疫费	
☑品质证书 ___正___副	☐植物检疫证书	总金额（人民币元）	
☐重量证书 ___正___副	☐熏蒸/消毒证书		
☐数量证书 ___正___副	☐出境货物换证凭单 ___正___副		
☐兽医卫生证书 ___正___副	☑出境货物通关单 ___正___副	计费人	
☐健康证书 ___正___副	☐		
☐卫生证书 ___正___副	☐	收费人	
☐动物卫生证书 ___正___副	☐		

报检人郑重声明： 1. 本人被授权报检。 2. 上列填写内容正确属实，货物无伪造或冒用他人的厂名、标志、认证标志，并承担货物质量责任。 　　　　　　　　　签名：李明	领取证单	
	日期	
	签名	

注：有"*"号栏由出入境检验检疫机关填写 　　　　　　◆国家出入境检验检疫局制

（二）湖南 A 玩具生产厂委托上海 B 进出口公司出口该厂生产的电动小火车玩具，内包装为塑料袋，外包装为纸箱，该批货物用集装箱运至宁波口岸出口美国。

请对以下各题做出判断。

11. A 玩具生产厂无须办理自理报检单位备案登记。（   ）

12. 该批货物应在湖南申请实施检验。（   ）

13. 填制《出境货物报检单》时，包装种类应填写"塑料袋"。（   ）

14. B 进出口公司应向宁波检验检疫机构办理自理报检单位备案登记。（   ）

15. 检验检疫机构对出口玩具生产企业实施分类管理。（   ）

16. 电动小火车玩具的 HS 编码为"9503003100"。（   ）

17. 《出口玩具质量许可证书》有效期为 2 年。（   ）

18. A 玩具生产厂应向湖南检验检疫机构申请出口玩具注册登记。（   ）

19. B 进出口公司应向上海检验检疫机构申请出口玩具注册登记。（   ）

20. 如该批货物符合直通放行条件，则 B 进出口公司可凭出境货物换证凭条直接办理报关手续。（   ）

【参考答案】

一、单项选择题

1. C   2. D   3. C   4. A   5. C   6. A   7. B   8. C   9. D   10. B   11. A   12. D   13. A   14. D   15. C   16. D   17. D   18. B   19. C   20. D   21. A   22. C   23. B   24. A   25. B

二、多项选择题

1. AB   2. BC   3. ABCD   4. BCD   5. ABC   6. BCD   7. ABCD   8. ABCD   9. BCD   10. CD   11. ABCD   12. AC   13. AC   14. ACD   15. ABC   16. ABCD   17. BD   18. ABC   19. ABCD   20. ABC   21. ABCD   22. ABCD   23. AD   24. ABCD   25. BCD

三、判断题

1. √   2. ×   3. √   4. √   5. ×   6. √   7. ×   8. ×   9. √   10. √   11. √   12. √   13. √   14. √   15. ×   16. ×   17. √   18. √   19. √   20. √   21. ×   22. ×   23. ×   24. √   25. √   26. √   27. √   28. √   29. √   30. ×

四、基础英语题

1. D   2. B   3. D   4. C   5. C   6. B   7. A   8. A   9. C   10. A

五、综合实务不定项选择题

1. B   2. ABC   3. D   4. A   5. ABD   6. B   7. BC   8. AB   9. ABC   10. BCD   11. ABC   12. ABC   13. CD   14. A   15. BCD

六、综合实务判断题

1. √   2. √   3. ×   4. ×   5. √   6. ×   7. √   8. ×   9. ×   10. ×   11. ×   12. √   13. ×   14. ×   15. ×   16. ×   17. ×   18. √   19. ×   20. ×

附录二

2013 年度报检员资格全国统一考试真题及答案（A卷）

一、单项选择题

1. 以下所列入境货物，应实施装运前检验的是（　　）。
   A. 可用作原料的固体废物
   B. 大宗散装货物
   C. 易腐烂变质货物
   D. 危险化学品

2. 检验检疫机构对向我国境内出口食品的出口商实施（　　）。
   A. 强制性认证管理
   B. 备案登记管理
   C. 注册登记管理
   D. 许可证管理

3. 输入植物种子、种苗及其他繁殖材料的，其报检时限为（　　）。
   A. 进境前 15 天
   B. 进境前 7 天
   C. 到达口岸时
   D. 进境后 20 天内

4. 进口儿童玩具（检验检疫类别为"LM/N"），入境报检时无须提供（　　）。
   A. 玩具实验室的检测报告
   B. 装箱单
   C. 强制性产品认证证书复印件
   D. 外贸合同

5. 关于出口水产品，以下表述错误的是（　　）。
   A. 检验检疫机构对出口水产品养殖场实施备案管理
   B. 检验检疫机构对出口水产品生产企业实施备案管理
   C. 出口水产品运输包装上应当注明目的地国家和地区
   D. 冷却（保险）水产品的检验检疫有效期为 14 天

6. 实施装运前检验的进口旧机电产品，报检时无须提供（　　）。
   A. 提单
   B. 装运前预检验备案书
   C. 装运前预检验证书
   D. 进口旧机电环保评估报告

7. 以下出口货物，报检时须提交包装容器使用鉴定结果单的是（　　）。
   A. 冻鱼
   B. 干电池
   C. 烟花爆竹
   D. 塑料餐具

8. 输往秘鲁的柑橘，报检地点是（　　）。

    A. 果园所在地　　　　　　　　　　　B. 包装厂所在地

    C. 发货人所在地　　　　　　　　　　D. 出境口岸

9. 蜜枣的检验检疫类别是（　　）。

    A. P. R/Q. S　　　　B. P/Q　　　　　C. R/S　　　　　　P. D. R/Q

10. 出口冰鲜肉类产品应当在加工后（　　）。

    A. 72 小时内出口　　　　　　　　　　B. 7 天内出口

    C. 14 天内出口　　　　　　　　　　　D. 21 天内出口

11. 办理进口电池报检手续时应提供（　　）。

    A. 进出口电池产品备案申请书　　　　B. 强制性产品认证证书

    C. 进出口电池产品备案申请书　　　　D. 进出口电池产品备案书

12. 以下所列货物，第一标准计量单位为"个"的是（　　）。

    A. 智力玩具　　　　　　　　　　　　B. 玩具乐器

    C. 动物玩偶　　　　　　　　　　　　D. 玩具、模型零件

13. 以下所列，无须办理强制性产品认证的是（　　）。

    A. 为科研、测试所需的产品

    B. 直接为最终用户维修目的所需产品

    C. 为考核技术引进生产线所需零部件

    D. 外国政府援助、赠送的物品

14. 法检目录外工业产品输往以下所列国家，需实施装运前检验的是（　　）。

    A. 伊朗　　　　　　B. 埃及　　　　　　C. 伊拉克　　　　　D. 尼日利亚

15. 以下入境货物，必须在卸货口岸实施检验检疫的是（　　）。

    A. 散装铁矿砂　　　B. 电线电缆　　　　C. 饲料添加剂　　　D. 成套设备

16. 以下入境货物，必须办理动植物检疫审批手续的是（　　）。

    A. 大豆　　　　　　B. 洗净羊毛　　　　C. 熟制香肠　　　　D. 面粉

17. 以下商品编码对应的货物需实施进境动植物、动植物产品检疫的是（　　）。

    A. 2003101100　　　B. 3507901000　　　C. 6109901021　　　D. 9507100010

18. 检验检疫证单遗失后申请重发，以下表述错误的是（　　）。

    A. 应登报声明作废

    B. 应提供经法人代表签字并加盖公章的书面说明

    C. 重发证单签证日期为原证单的签发日期

    D. 超过检验检疫证单有效期的，不予重发

19. 以下所列贸易术语，按照卖方风险和责任由大到小排列正确的是（　　）。

    A. EXW. FCA. DDP　　　　　　　　B. FAS. DDP. CIF

    C. EXW. CFR. FOB　　　　　　　　D. DDP. CIP. FAS

20. 2013 年 1 月 1 日起，进口小批量食品的货物检验检疫收费标准由货物总值的 4‰降为（　　）。

    A. 0.3‰　　　　　B. 0.8‰　　　　　C. 1.2‰　　　　　D. 1.5‰

21. 以下商品编码对应的货物，无须实施进口食品卫生监督检验的是（　　）。

    A. 0103912010　　　B. 0505100010　　　C. 0709200000　　　D. 1604160000

22. 食品进口商应当建立（　　）。

    A. 进口和检验记录　　　　　　　　　　B. 进口和销售记录

    C. 检验和销售记录　　　　　　　　　　D. 检验和物流记录

23. 以下不属于《国境卫生检疫法》中规定的检疫传染病的是（　　）。

    A. 鼠疫　　　　　　　　　　　　　　　B. 甲型 H7N9 流感

    C. 霍乱　　　　　　　　　　　　　　　D. 黄热病

24. 以下商品编码对应的货物检验检疫类别与其他 3 个不同的是（　　）。

    A. 0106391090　　　B. 0704902000　　　C. 1604192000　　　D. 2009810000

25. 成都某公司委托上海某公司进口一批葡萄酒，从厦门报关入境，最终销售地为重庆，该批货物的报检地点是（　　）。

    A. 成都　　　　　　B. 上海　　　　　　C. 厦门　　　　　　D. 重庆

二、多项选择题

1. 进口汽车在口岸报检时应提供的单据有（　　）。

    A. 进口机动车辆随车检验单

    B. 强制性产品认证证书

    C. 非 CFCs 为制冷工质的汽车空调器压缩机的证明

    D. 列明车架号的装箱单

2. 某公司进口一批动物源性饲料添加剂，报检时须提供的单据有（　　）。

    A. 进境动植物检疫许可证

    B. 输出国家或地区官方检疫证书

    C. 进口饲料和饲料添加剂产品登记证

    D. 动植物养殖场注册登记证明

3. 以下包装货物，须进行卫生除害处理并加施 IPPC 标识的有（　　）。

    A. 垫木　　　　　　　　　　　　　　　B. 胶合板箱

    C. 有木条加固的纤维板箱　　　　　　　D. 木质垫板（厚度 <6 毫米）

4. 以下所列情况，应重新申请办理《进境动植物检疫许可证》的有（　　）。

    A. 变更进境检疫物的品种　　　　　　　B. 变更输出国家或者地区

    C. 变更进境口岸　　　　　　　　　　　D. 变更运输路线

5. 以下所列，须办理特殊物品卫生检疫审批手续的有（　　）。

    A. 土壤　　　　　　B. 人体组织　　　　　C. 生物制品　　　　　D. 转基因农产品

6. 以下所列入境货物，检验检疫机构实施备案管理的有（　　）。

    A. 旧机电产品　　　　B. 电池产品　　　　C. 涂料　　　　D. 石材

7. 以下商品编码对应的进口货物，需实施进口商品检验的有（　　）。

    A. 0506901990　　　B. 2009610000　　　C. 5105391090　　　D. 6108990090

8. 办理强制性产品认证手续的申请人可以是（　　）。

    A. 消费者　　　　B. 生产者　　　　C. 销售商　　　　D. 进口商

9. 进口食品的收货人办理备案须提供的材料有（　　）。

    A. 备案申请表　　　　　　　　　　B. 法定代表人身份证明

    C. 企业质量安全管理制度　　　　　D. 拟经营的食品种类、存放地点

10. 根据《进出口商品检验法》，以下属于合格评定程序的有（　　）。

    A. 退运、销毁和卫生处理　　　　　B. 注册、认可和批准

    C. 评估、验证和合格保证　　　　　D. 抽样、检验和检查

11. 进口乳品国外官方卫生证书中应当证明（　　）。

    A. 乳品原料来自健康动物

    B. 乳品经过加工处理不会传带动物疫病

    C. 乳品生产企业处于当地政府主管部门的监督之下

    D. 乳品是安全的，可供人类食用

12. 关于出口玩具，以下表述正确的有（　　）。

    A. 生产企业须办理出口玩具注册登记

    B. 严禁在材料中使用有毒有害物质

    C. 报检时须提供玩具实验室出具的检测报告

    D. 由口岸检验检疫机构实施检验

13. 商品编码 0707000000 对应的货物包括（　　）。

    A. 鲜的黄瓜　　　B. 鲜的小黄瓜　　　C. 冷藏的黄瓜　　　D. 冷藏的小黄瓜

14. 装载以下出口货物的集装箱，须实施适载检验的有（　　）。

    A. 烟花爆竹　　　B. 儿童玩具　　　C. 保险蔬菜　　　D. 冷冻水产品

15. 根据《进出口商品检验法》，以下属于法检商品目录制定、调整原则的有（　　）。

    A. 保护人类健康和安全　　　　　　B. 保护动物或植物的生命和健康

    C. 援外物资经营企业　　　　　　　D. 出境竹木草制品生产企业

缺第 16 题

17. 以下所邮寄物品中，属于检验检疫范围的有（　　）。

    A. 进境的动植物、动植物产品

    B. 出境的生物制品

    C. 可能成为检疫传染病传播媒介的邮包

D. 进境邮寄物所用的植物性包装物

18. 商品编码 2008209000 对应的货物须实施（　　　　）。

    A. 出口食品卫生监督检验   B. 出境动植物、动植物产品检疫

    C. 进口食品卫生监督检验   D. 进境动植物、动植物产品检疫

19. 根据《进出境动植物检疫法》，以下属于国家禁止进境物的有（　　　　）。

    A. 动植物病原体   B. 动植物疫情流行国家的有关动植物

    C. 动物尸体   D. 土壤

20. 以下商品编码，第一计量单位相同的有（　　　　）。

    A. 7101101100   B. 7101109100   C. 7101211001   D. 7112911010

21. 根据《食品安全法》，以下表述正确的有（　　　　）。

    A. 进口食品应当符合我国食品安全国家标准

    B. 首次进口食品添加剂新品种，应提交安全性评估材料

    C. 向我国境内出口食品的出口商或代理商应当向出入境检验检疫部门备案

    D. 进口预包装出口食品的出口商或代理商应当向出入境检验检疫部门备案

22. 以下货物对应的商品编码属于同一品目的有（　　　　）。

    A. 冷藏的萝卜   B. 冷藏的茄子   C. 冷藏的菠菜   D. 冷藏的苦瓜

23. 根据《对外贸易法》规定，不得在对外贸易活动中发生的行为有（　　　　）。

    A. 伪造、变造进出口货物原产地证书

    B. 逃避法律规定的认证、检验、检疫

    C. 从事技术进出口

    D. 走私

24. 以下进口货物应当符合我国食品安全国家标准的有（　　　　）。

    A. 婴儿配方奶粉   B. 味精   C. 面包机   D. 不锈钢饭盒

25. 关于进口成套设备，以下表述正确的有（　　　　）。

    A. 应向报关地检验检疫机构报检   B. 应凭检验证书办理通关手续

    C. 应在目的地申请检验   D. 未经检验的，不准销售、使用

三、判断题

1. 列入强制性产品认证目录的进口玩具，需在产品上加施"CCC"标志。（　　　）

2. 进口成套设备的各组成部件，按其对应商品编码的检验检疫类别确定是否报检。

（　　　）

3. 进口涂料报检时须提供《进口涂料备案书》。（　　　）

4. 进口饲料应来自于经国家质检总局注册登记的境外生产企业。（　　　）

5. 入境展览品无须向检验检疫机构报检。（　　　）

6. 进口棉花境外供货企业未办理备案登记的，到货时应在目的地申请检验。（　　　）

7. 进口肉类和水产品均应在取得《入境货物检验检疫证明》后，方可销售和使用。

（　　）

8. 进口活动物的收货人应凭《进境动植物检疫许可证》申请临时隔离检疫场备案。

（　　）

9. 国家质检总局对进口食品的境外生产企业和国内进口商实施备案管理。（　　）

10. 出口化妆品安全卫生指标不合格的，应在检验检疫机构监督下销毁。（　　）

11. ATA 单证册项下的货物检验检疫类别为 P 或 Q 的，免于检验检疫。（　　）

12. 进口红酒在取得《入境货物通关单》后即可投放市场销售。（　　）

13. 出口塞拉利昂的服装，自 2013 年 8 月 15 日起无须报检。（　　）

14. 未经检验检疫合格的食品包装容器不得用于盛装出口食品。（　　）

15. 邮寄出境生物制品的，寄件人须向所在地检验检疫机构报检。（　　）

16. 2013 年 1 月 1 日起，资源类商品的货物检验检疫费改为从量定额计收。（　　）

17. 报检单上的"标记及号码"一项，若没有标记号码，应填"无"。（　　）

18. 入境法检货物应向企业所在地的检验检疫机构报检。（　　）

19. 商品编码为 1602321000 的出口货物，应实施出境动植物、动植物产品检疫和出口食品卫生监督检验。（　　）

20. 生产出口危险货物的企业，须申请包装容器的性能鉴定。（　　）

21. 入境的交通工具，必须在最先到达的国境口岸的指定地点接受检疫。（　　）

22. 对于环保项目不合格的入境商品，可在技术处理后重新申请检验。（　　）

23. 进境动植物检疫审批手续应当在贸易合同或者协议签订前办妥。（　　）

24. 某公司拟进口一批荔枝罐头，商品编码 2008991000，其检验检疫类别为"A/B"。

（　　）

25. 检验检疫机构对出口食品实施监督、抽检。（　　）

26. 海上货物运输保险承保的风险包括海上风险和外来风险。（　　）

27. 提单中列明的交货条件，是检验鉴定机构检验鉴定的依据之一。（　　）

28. 山羊毛对应的检验检疫类别是"P. R/Q. S"。（　　）

29. 花生米罐头和油桃罐头的检验检疫类别相同。（　　）

30. 进口食品的包装和运输工具应当符合安全卫生要求。（　　）

四、基础英语题

1. "合同，发票"的英文翻译为（　　）。

  A. county，insurance   B. contract，insurance

  C. country，invoice   D. contract，invoice

2. "数量，质量"的英文翻译为（　　）。

  A. quality，quarantine   B. quantity，quarantine

  C. quantity，quality   D. quality，quantity

3. "Sanitary Certificate，Health Certificate"的中文翻译为（　　）。

A. 熏蒸证书，健康证书　　　　　B. 卫生证书，健康证书

C. 熏蒸证书，卫生证书　　　　　D. 健康证书，卫生证书

4. "carton, pallet" 的中文翻译为（　　　）。

    A. 纸箱，托盘　　　B. 集装箱，托盘　　　C. 纸箱，木箱　　　D. 集装箱，木箱

5. The person to whom the goods are sent is called（　　　）。

    A. The shipper　　　B. The exporter　　　C. The consignor　　　D. The consignee

6. The goods should be（　　　）in wooden cases.

    A. pack　　　B. unload　　　C. packed　　　D. unloaded

7. The insurance should be（　　　）by the Buyer.

    A. refuse　　　B. cover　　　C. covered　　　D. to refuse

8. Quality Certificate（　　　）by CIQ shall be sent to the Buyer.

    A. inspected　　　B. issued　　　C. quarantine　　　D. draw

9. We found that the goods did not（　　　）with the original sample.

    A. comply　　　B. same　　　C. come up　　　D. good

10. Improper package may（　　　）damage to the goods during transportation.

    A. prevent　　　B. reduce　　　C. prepare　　　D. result in

五、综合实务选择题

（一）山东济南 A 贸易公司与外商签订来料加工合同，从加拿大进口一批捕捞冻鳕鱼（检验检疫类别 P. R/Q. S），从青岛口岸报关入境，由其下属的连云港 B 工厂加工成冻鳕鱼片（检验检疫类别 P. R/Q. S）再出口。

1. A 贸易公司须事先办理（　　　）。

    A. 进境动植物检疫审批　　　　　B. 隔离检疫场注册登记

    C. 出口食品生产企业备案　　　　D. 进口水产品收货人备案

2. 以下表述正确的有（　　　）。

    A. 进口的冻鳕鱼须实施动植物、动植物产品检疫和食品卫生监督检验

    B. 进口的冻鳕鱼免于食品卫生监督检验

    C. 出口的冻鳕鱼片须实施动植物、动植物产品检疫和食品卫生监督检验

    D. 出口的冻鳕鱼片免于检验检疫

3. 检验检疫机构对向中国境内出口水产品的出口商实施（　　　）。

    A. 装运前检验管理　　　　　　　B. 注册管理

    C. 强制性认证管理　　　　　　　D. 备案管理

4. 关于货物报检地点，以下表述正确的有（　　　）。

    A. 进口的冻鳕鱼应向青岛检验检疫机构报检

    B. 出口的冻鳕鱼应向济南检验检疫机构报检

    C. 出口的冻鳕鱼片应向青岛检验检疫机构报检

D. 出口的冻鳕鱼应向连云港检验检疫机构报检

5. 关于报检单填制，以下表述正确的有（　　）。

A.《入境货物报检单》的"收货人"应填写 A 公司的名称

B.《入境货物报检单》的贸易方式应填写"来料加工"

C.《出境货物报检单》的"发货人"应填写 A 公司的名称

D.《出境货物报检单》的贸易方式应填写"来料加工"

（二）杭州 A 公司从安徽 B 工厂采购一批棉布（检验检疫类别 M/），货值 20,000 美元，出口至埃及。货物从宁波口岸装集装箱并报关出口。货物运至埃及后，收货人提出部分包装破损货物受到污染向 A 公司提出索赔。

6. A 公司应根据有关规定事先办理（　　）。

A. 自理报检单位备案登记　　　　　　B. 国外收货人备案登记

C. 出口商品质量许可　　　　　　　　D. 出口商品免验

7. 以下表述正确的有（　　）。

A. 该批货物应在安徽报检　　　　　　B. 该批货物应在宁波实施监装

C. 该批货物应在宁波实施口岸查验　　D. 该批货物不实施检验

8. 关于检验检疫证单，以下表述正确的有（　　）。

A. 报检人应向安徽检验检疫机构申请出具换证凭单

B. 报检人应向宁波检验检疫机构申请出具装运前检验证书

C. 报检人应向宁波检验检疫机构申请签发出境货物通关单

D. 企业无须向检验检疫机构申请出具任何证单

9. 以下单据，报检时应提供的有（　　）。

A. 合同　　　　　　　　　　　　　　B. 装箱单

C. 发票　　　　　　　　　　　　　　D. 集装箱检验检疫结果单

10. 关于索赔问题，以下表述正确的有（　　）。

A. 属于货物品质问题，A 公司应无条件进行赔偿

B. A 公司不承担赔偿责任，但应要求 B 工厂无条件进行赔偿

C. 检验检疫机构出具的装运前检验证书是保护 A 公司利益的重要依据

D. 装运前检验证书可作为仲裁的重要依据

（三）广州海城公司与香港大洋公司签订合同进口一批冻猪尾（检验检疫类别 P. R/Q. S），启运地为"Long Beach"，集装箱直运至深圳。企业按规定办理了《进境动植物检疫许可证》。

11. 关于该批货物的《进境动植物检疫许可证》，以下表述正确的有（　　）。

A. 企业应在取得《进境动植物检疫许可证》后方可对外签订合同

B. 该类产品的《进境动植物检疫许可证》不得分批核销

C. 该类产品的《进境动植物检疫许可证》的有效期一般为 6 个月

D. 进口货物重量如超过许可重量5%以上须重新办理《进境动植物检疫许可证》

12. 以下关于《入境货物报检单》填制正确的有（   ）。

    A. 启运国家（地区）：英国   B. 入境口岸：深圳

    C. 经停口岸：香港   D. 许可证/审批号：＊＊＊

13. 以下单据，报检时须提供的有（   ）。

    A. 输出国家官方检疫证书   B. 香港检验公司签发的检验证书

    C. 原产地证书   D. 提单

14. 货物检验检疫完毕后，检验检疫机构根据不同情况可签发的证单有（   ）。

    A. 入境货物通关单   B. 检验检疫处理通知书

    C. 入境货物检验检疫证明   D. 用于对外索赔的相关证书

15. 以下表述正确的有（   ）。

    A. 该批货物不得随意变更进境口岸

    B. 国外官方检疫证书中的收货人应为广州海城公司

    C. 该批货物进境后应存放于检验检疫机构认可并备案的冷库

    D. 收货人应对该批货物建立销售记录

六、综合实务判断题

（一）辽宁食品进出口有限公司（报检单位登记号2100000009）与 VICTOR STAR CO.，LTD. ROMA ITALY 签订出口苹果罐头贸易合同，货物的生产商为大连兴盛罐头食品有限公司（报检单位登记号2100600066）。请根据所提供的材料，判断《出境货物报检单》有关内容填制是否正确。

辽宁食品进出口有限公司

LIAONING FOODSTUFFS IMPORT AND EXPORT CO.，LTD. COMMERCIAL INVOICE

Invoice No.：LNSP339752

Date：Nov. 29，2013

The Buyer：VICTOR STAR CO.，LTD，ROMA ITALY

L/C No.：LC85947829

UN BANK OF U.S. LIAONING BRANCH

Notify Party：EVERBRIGHT CO.，LTD，NAPLES ITALY

Contract No.：LNSP13328

Shipped From：DALIAN CHINA

Destination：NAPLES ITALY

Origin：DALIAN CHINA

Marks and Numbers	Description of Goods	Quantity	Unit Price	Amount
LNSP 13328 DALIAN CHINA	CANNED APPLE	960 KGS 4800TINS/ 120CARTONS	USD 1.00/TIN	USD 4,800.00 FOB DALIAN

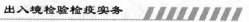

中华人民共和国出入境检验检疫
出境货物报检单

报检单位（加盖公章）：大连华扬国际物流有限公司　　　　　　　＊编　　号＿＿＿＿＿＿＿＿＿

报检单位登记号：2100910333　　　　　　　　　　　　　　　报检日期：2013 年 11 月 29 日

（1）发货人	（中文）辽宁食品进出口有限公司				
	（外文）LIAONING FOODSTUFFS IMPORT AND EXPORT CO.，LTD				
收货人	（中文）＊＊＊				
	（外文）VICTOR STAR CO.，LTD. ROMA ITALY				
（2）货物名称（中/外文）	HS 编码	产地	（3）数/重量	货物总值	（4）包装种类及数量
未列名制作或保藏的水果、坚果	2008999000 P. R/Q. S	辽宁省大连市瓦房店	4800 听	USD 4800.00	120 纸箱
运输工具名称号码	船舶	贸易方式	一般贸易	货物存放地点	兴盛仓库
（5）合同号	LNSP13328	（6）信用证号	LNSP339752	用途	食用
发货日期	2013.12.10	（7）输往国家（地区）	意大利	许可证/审批号	2100/12345
启运地	大连口岸	到达口岸	那不勒斯	（8）生产单位注册号	2100000009
集装箱规格、数量及号码			＊＊＊		

合同、信用证订立的检验检疫条款或特殊要求	（8）标记及号码	（9）随附单据（划"√"或补填）	
检验检疫证书注明信用证号码	N/M	☑合同 ☑信用证 ☑发票 □换证凭单 ☑装箱单 ☑厂检单	☑包装性能结果单 ☑许可/审批文件 ☑报检委托书 □ □ □ □

（10）需要证单名称（划"√"或补填）		＊检验检疫费	
□品质证书　＿正＿副 □重量证书　＿正＿副 □数量证书　＿正＿副 □兽医卫生证书　＿正＿副 □健康证书　＿正＿副 ☑卫生证书　1 正 2 副 ☑动物卫生证书　＿正＿副	□植物检疫证书 □熏蒸/消毒证书 ☑出境货物换证凭单　1 正 2 副 □出境货物通关单　＿正＿副 □ □ □	总金额（人民币元）	
		计费人	
		收费人	

报检人郑重声明： 1. 本人被授权报检。 2. 上列填写内容正确属实，货物无伪造或冒用他人的厂名、标志、认证标志，并承担货物质量责任。　　　签名：李明	领取证单	
	日期	
	签名	

注：有"＊"号栏由出入境检验检疫机关填写　　　　　　　　　　◆国家出入境检验检疫局制

（二）江苏 A 工厂委托江苏 B 外贸公司与新加坡 C 公司签订合同，进口一套英国产二手数控加工中心，木箱包装，由伦敦运至上海口岸报关入境。请对以下各题做出判断：

11. A 工厂无须办理自理报检单位备案登记。（　　　）

12. C 公司须向检验检疫机构申请办理国外发货人备案。（　　　）

13. 应事先向江苏检验检疫机构申请进口旧机电产品备案。（　　　）

14. 该设备及其他零配件不论其 HS 编码是否列入法检目录均须报检。（　　　）

15.《入境货物报检单》"发货人"一栏应填写英国生产商的名称。（　　　）

16.《入境货物报检单》"贸易国别"一栏应填写"英国"。（　　　）

17.《入境货物报检单》中货物品名应注明为"旧"。（　　　）

18. 应向江苏检验检疫机构申请出具《入境货物通关单》。（　　　）

19. 该批货物应在上海实施检验。（　　　）

20. 木箱上如无 IPPC 标识，则须作除害或销毁处理。（　　　）

【参考答案】

一、单项选择题

1. A　2. B　3. B　4. A　5. D　6. D　7. C　8. B　9. C　10. A　11. D　12. C　13. D　14. B　15. A　16. A　17. D　18. C　19. D　20. B　21. B　22. B　23. B　24. A　25. C

二、多项选择题

1. BCD　2. ABC　3. AC　4. ABCD　5. BC　6. ABC　7. AD　8. BCD　9. ABCD　10. BCD　11. ABCD　12. ABC　13. ABCD　14. CD　15. ABCD　16. ABD　17. ABCD　18. BCD　19. ABCD　20. ABD　21. ABCD　22. BCD　23. ABD　24. ABCD　25. ACD

三、判断题

1. √　2. ×　3. ×　4. √　5. ×　6. ×　7. √　8. ×　9. ×　10. √　11. ×　12. ×　13. ×　14. √　15. √　16. √　17. ×　18. √　19. √　20. √　21. √　22. ×　23. √　24. ×　25. √　26. √　27. ×　28. ×　29. √　30. √

四、基础英语题

1. D　2. C　3. B　4. A　5. D　6. C　7. C　8. B　9. A　10. D

五、综合实务选择题

1. D　2. AC　3. D　4. AD　5. ABCD　6. A　7. ABC　8. AB　9. ABC　10. CD　11. ACD　12. B　13. ACD　14. BCD　15. ABCD

六、综合实务判断题

1. √　2. ×　3. ×　4. √　5. √　6. ×　7. √　8. ×　9. ×　10. √　11. √　12. ×　13. √　14. √　15. ×　16. ×　17. √　18. ×　19. ×　20. √